La Rage des chevaux

Les impliqués
Éditeur

Fondée en 2014, notre maison d'édition se consacre à la publication d'ouvrages relevant de divers domaines : littérature, récits personnels, premiers romans et nouvelles, essais en sciences humaines, religion, économie, etc.

Les impliqués ont pour vocation de publier, après sélection, les manuscrits qui leur sont confiés. Ils proposent ainsi aux auteurs de faire de leur projet d'écriture une réalité et d'éditer, après une réelle collaboration avec eux, leur ouvrage issu de leurs souvenirs, de leur imagination, de leurs rêves, de leur recherche ou encore de leur travail.

Christian Eypper

La Rage des chevaux

roman

Les impliqués
Éditeur

Les impliqués
Éditeur

5-7, rue de l'École-Polytechnique – 75005 Paris
www.lesimpliques.fr
contact@lesimpliques.fr
ISBN : 979-10-428-0707-8
EAN : 9791042807078
Pour l'envoi de vos manuscrits : voir à la fin de cet ouvrage

1er Cahier

REGA

Silence

Je n'ai pas inventé le silence. Il s'est inventé tout seul, se répandant comme une coulée de lave, après ce matin d'avril 1993, quand le Dr Singer m'a fait descendre de mes montagnes pour me communiquer les résultats d'un test de sérologie au virus de la rage des chevaux. Le silence était là, avec sa couleur grise et sa surface lisse de plomb fondu. Mon médecin m'attendait dans le couloir. Il m'a tendu la main et a dit d'un air presque désinvolte : « Désormais, il va falloir tout prendre de manière positive. » Ce n'était pas une manière d'humour.

Il ne fait jamais chaud chez Singer. Mon médecin n'allume les radiateurs électriques qu'à son arrivée, à dix heures le matin. Le jour ne pénètre dans son cabinet que filtré par un rideau de nylon blanc. La pièce est baignée, comme autrefois chez ma tante, par une lumière froide à dominante bleue. Je soupçonne Singer de ne vivre, en pur esthète, que pour le moment douloureux où une jeune femme livrera sa poitrine à la lumière pâle de son cabinet et où sa main tremblante posera son stéthoscope sur sa peau délicatement tendue par le froid. Je le soupçonne de maintenir la température en dessous du seuil de confort non par économie, mais pour le seul plaisir de la création éphémère de son œil photographique.

Singer parle volontiers photographie, musique, danse, peinture, musée ou exposition. Ses bras font de grands moulinets quand il cherche un document dans ses étagères ou dans ses tiroirs. On aurait peine à deviner son métier si on le croisait dans la rue. Il saute facilement du coq à l'âne, mélange allègrement histoire de patients atteints de cancers terribles avec des recommandations personnelles. Il se dit intarissable sur la rage des chevaux. D'un seul coup, il se penche en avant avec une mine de conspirateur : « Ne communiquez à personne votre sérologie et encore moins dans votre milieu professionnel. »

Je suis sorti du cabinet. Deux heures ont passé, dont je n'ai aucun souvenir. Au collège, les élèves ont été pleins de cette vie qui fait qu'au moindre signe de doute de votre part, ils vous marchent dessus. En rentrant, à 17 heures, j'ai retrouvé Hélène sur la terrasse. Elle riait toute seule à la énième relecture d'*Alice au Pays des Merveilles*. Elle a posé son livre et m'a demandé si je voulais profiter du soleil pour aller marcher jusqu'au Pré Braco. J'ai dit oui, mais ce n'est que trois jours plus tard, sur le sentier de *la Wormsa, au lieu-dit du Fish*boedle, que j'ai été en mesure de parler de mon nouveau statut sérologique.

Hélène a décidé de rester, ou plutôt, elle a décidé que nous ne devions pas nous séparer parce qu'une personne avec qui j'avais couché m'avait transmis le virus. Je n'ai rien dit sur les doutes que j'avais sur sa capacité à endurer ce qui n'était alors qu'un chemin vers la mort et une plongée dans une forme de silence dont nous ignorions tout.

Manque de mots ou stratégie, le silence d'avant était un compagnon. Aussi nécessaire que l'oubli, il pouvait être farouche, involontaire, buté. Il pouvait, comme un geste agacé de la main, être une manière de ne pas répondre ou faire taire, il ne durait jamais. Le bruit du monde lui était supérieur. Après ce matin d'avril, le silence est devenu une chape, un océan qui a recouvert les zones habitables du désir. Rien ne pouvait le réduire. Rien ne pouvait le briser. La pluie, le beau temps, le ciel ou la terre, la joie ou la colère, le corps ou l'esprit ne signifiaient plus rien. Les mots de la sérologie étaient les seuls qui valaient, mais qui pouvait les entendre ?

Le silence ne s'est pas contenté d'occuper le présent et le futur, il s'est aussi abattu sur le passé, la magie de l'enfance, ses aventures et ses découvertes au sein d'une fratrie nombreuse. Il a occulté la liberté de l'adolescence, les addictions joyeuses, le marché facile du sexe et les complexités du sentiment. La sérologie s'est mise à occuper l'espace et le temps en entier. Il n'y avait plus d'avant. Je ne voyais pas de futur. Je m'enfonçais dans un sol pierreux.

Le silence qui a toujours fait partie de la musique qui m'accompagnait depuis toujours, et à qui j'avais consacré et consacre toujours un temps considérable. Le silence qui met les objets sonores en relation, le discours en mouvement, organise le drame et son intensité, le silence à la source même de l'émotion a, à plusieurs reprises, tenté de se glisser entre moi et la musique. Je connaissais parfaitement la puissance de cette dernière, elle qui avait été la douleur et sa médecine. Je m'étais même imaginé que la musique me permettrait de vivre les sentiments et les émotions dont le virus me privait dorénavant. Force a été de constater qu'elle s'est refusée au jeu. Elle n'était pas prête à combler quelque manque que ce soit. En choisissant l'absence, elle me signifiait la place qu'occuperait désormais le silence sans musique dans ma vie.

Entre 2003 et 2005, tout changeait en permanence. Alors que je découvrais ce qu'on commençait à peine à appeler communauté, le silence a pris des formes que je ne savais plus nommer. Je suis devenu incapable de dire ce qu'il signifiait, sa place dans le discours, et encore moins ce qu'il annonçait.

Avant l'an 2000, il ne serait venu à personne l'idée d'appeler *communauté* l'ensemble des individus, effrayants de sérologie, de teint cireux, de peau rouge, de veines saillantes, de cœur battant trop vite, de sifflement dans la voix, d'aphtes dans la bouche, de souffle court, de déformations lipodystrophiques et autres stigmates prêts à vous exploser au visage et qui se retrouvaient dans les associations, les groupes de parole ou dans l'action militante vers lesquelles on finissait tôt ou tard par se tourner si on ne voulait pas devenir fou.

On ne poussait alors pas les portes d'une association sans un terrible sentiment d'altérité. Plus terrifiants que les malades étaient les bénévoles, comme des extraterrestres avec leur générosité incompréhensible. On aurait aimé leur ressembler, on aurait aimé être leurs amis, leurs amants ou leurs égaux, mais la distance entre l'aidant et l'aidé est infranchissable. Plus le bénévole se veut proche, plus on le sent loin. Sa présence, qu'on n'imaginait pas autrement qu'indemne du virus, rendait plus malade que la maladie. On traînait son statut sérologique comme un boulet qui empêchait tout.

À l'époque s'affichaient sur les écrans de télé ceux qui avaient choisi de faire de leur mort inévitable un combat public et une lutte pour les droits. Ils sortaient de l'ombre, fréquentaient des stars, vivaient sous les lumières des médias, portaient une parole qui devenait la seule parole audible et mouraient seuls, dans l'oubli. Nous autres, dans les petites villes, nous survivions, spectateurs envieux et isolés.

À Colmar, un groupe indépendant s'était créé autour de l'idée de l'accès à l'art, et au théâtre en particulier. J'y avais retrouvé un ami d'enfance, F., et une fille, Cathy, avec qui j'avais couché le premier soir parce que je n'osais pas dire à une autre que je désirais un statut sérologique pourtant majoritaire dans le groupe.

Il y avait toujours ce moment où tout devait s'arrêter pour la prise de médicaments de ceux qui avaient décidé d'en faire un acte militant. C'était un moment que personne ne songeait à remettre en cause, mais qui provoquait un grand malaise chez moi. Je n'adhérais pas à cette manière d'exposer sa différence en jetant sa sérologie à la figure des autres. Je préférais le retrait. Ça n'avait rien à voir avec de la réserve, de la honte ou un désir d'invisibilité. J'aurais participé au rituel si j'avais eu le sentiment de son utilité, mais je ne voyais dans ce spectacle qu'une manière d'exister et de conforter son ego.

À la différence des associations, la communauté née de la sérologie n'attendait rien de la société. Pas de prise en charge des maux du corps, pas d'amélioration de la situation personnelle, pas de visibilité. La communauté n'était pas un espace militant. Elle n'était pas tournée vers la lumière des médias ou vers un extérieur public. Elle était autonome, autocentrée et n'existait que par la volonté de personnes qui ne se définissaient pas seulement par leur sérologie, mais revendiquaient leur appartenance au genre humain. Des personnes en quête de l'espace de dialogue, de parole et de rencontre que les associations n'avaient pas été en mesure de mettre à leur disposition.

Le silence n'est pas le mal, le virus ou la sérologie. Il n'est pas la mort. Il n'est ni une cause ni une volonté. Encore moins un choix. Il est une conséquence, un symptôme. Il ne vient pas seulement couper une personne du monde extérieur, il se développe à l'intérieur d'elle, mais il n'est pas uniquement le lieu vide des existences mortes. Il est aussi un refuge. Il est le lieu possible de l'écrit, un espace où les mots trouvent leur place et où la pensée élabore ses réponses. Le silence est le lieu de l'indispensable dialogue intérieur, un climat propice. Il est devenu une part de moi-même (ce qui le met sérieusement en concurrence avec la musique). Il a ses conforts. Je le retrouve tous les soirs, quand M est couchée et que je reprends le dire de la sérologie là où je l'ai laissé la veille. Et je m'y plais.

Ce livre est l'histoire de la rencontre hors norme qui a permis de l'interroger. Son existence n'a pas d'autre but que de le faire parler.

Besoin qu'Elle meure

Je n'ai pas inventé le silence. Je n'ai pas inventé Réga, mais j'ai inventé sa fin, et l'annonce de sa fin le vendredi 28 décembre 2018, aux environs de 13 heures. J'ai inventé la sonnerie du téléphone, le numéro qui s'est affiché sur l'écran. J'ai inventé être seul à la maison au moment de décrocher, la voix que je ne reconnaissais pas, mais dont je savais à qui elle appartenait. « On a retrouvé son corps dans le bois près du Thuel. » Je savais bien entendu de qui il était question. « Une voisine l'a vue passer vers 16 h. Elle s'est inquiétée de ne pas la voir remonter, mais n'a donné l'alerte que le lendemain. Les gendarmes ont retrouvé son corps étendu dans la neige près du Thuel. »

J'avais besoin de la savoir morte. J'avais besoin qu'Elle disparaisse définitivement et j'avais besoin qu'elle délivre son dernier message. « Je pars. J'ai décidé du jour et de l'heure. Je pars. C'est de ma volonté seule et non de celle d'une médecine qui aurait fait de moi un objet. Je pars. Je n'ai rien oublié. Tu es libre. » Son amie d'enfance, Catherine, était la seule personne en qui Elle faisait suffisamment confiance pour lui confier la mission. Trois jours plus tard, quelques mots sur mon répondeur précisaient qu'on avait trouvé des traces de médicaments dans son sang dont on ne pouvait malheureusement pas me communiquer le détail. « Le médicament était présent en quantité importante. Elle n'a pas souffert. Elle a perdu connaissance bien avant que le froid ne la tue. »

Elle était partie vivre à Philba en 2006, dans la maison en plein cœur des monts du Forez que ses parents lui avaient laissée. En 2018, des recherches sur son nom dans les pages blanches n'avaient donné aucun résultat. Ça avait suffi pour faire monter l'inquiétude. L'été suivant, en rentrant d'un séjour dans les Pyrénées, j'avais décidé de faire un détour par l'Auvergne. C'était sur ma route. J'ai appelé M. pour lui dire de ne pas m'attendre. Je savais quel effet ferait sur elle ce brusque retour du passé. Je savais aussi qu'elle ne protesterait pas.

Depuis Vichy, je n'ai eu aucun mal à retrouver la maison de Philba. Au fur et à mesure que je grimpais dans les montagnes, je reconnaissais les paysages, les villages, les champs, la route, les virages, les ponts, les croisements, les maisons et même les murets. J'appréhendais de me trouver face à Elle. J'avais laissé passer tellement de temps. Sa réaction était imprévisible.

De loin, j'ai vu la Jeep aux tôles épaisses. Je me suis garé derrière. Je suis sorti de la voiture. Rien n'avait changé, excepté la végétation qui avait envahi la clôture et renversé la petite barrière de bois qui donnait sur la route. Elle est sortie de la maison au moment où je passais le portillon. Elle portait un pantalon de toile et un de ses T-shirts échancrés achetés au poids sur un marché local. Ses cheveux étaient maintenus en arrière par un élastique. Les branches de ses lunettes d'écaille avaient subi une réparation de fortune. Quelques rides supplémentaires étaient apparues au coin de ses lèvres. Elle m'a reconnu et

a poussé un cri de surprise. Elle est venue vers moi, provoquant un bref moment de panique émotionnelle, mais Elle s'est arrêtée à la juste distance pour me claquer une bise amicale et tout est rentré dans l'ordre. Elle m'a invité à entrer. Nous nous sommes assis à la vieille table en bois de la pièce du bas. Elle a fait un café.

Elle se partageait maintenant entre la maison de Philba l'été et un appartement à Vichy, où les conditions climatiques étaient plus clémentes. Elle avait renoncé à la céramique, après un accident vasculaire cérébral survenu à Orléans en 2004. Elle ne maîtrisait plus les volumes, les proportions, ni la symétrie. Elle avait remplacé la sculpture par la peinture. Elle avait rompu avec son dernier amant, trop porté sur l'alcool. Elle vivait seule. La solitude ne lui pesait pas. J'avais beau savoir qu'elle ne mentait pas, le tableau qu'elle avait fait de son existence était douloureux. Elle avait insisté. « Je suis très heureuse comme ça. Je peux parfaitement me passer d'un homme, depuis toujours. Je ne regrette rien. J'ai eu une belle vie… amoureuse ».

Au regard appuyé et au petit temps entre les mots vie et amoureuse, j'ai compris qu'il fallait entendre "belle vie sexuelle". J'ai pris la phrase pour moi tout en éprouvant de la culpabilité pour la vanité de cette pensée.

Dehors, une femme a appelé. C'était son amie Catherine qui, se méprenant sur le sens de ma présence, a battu en retraite en s'excusant de nous avoir dérangés. Elle a refait un café que nous avons pris en bavardant comme de vieux amis. Pensait-elle déjà à la fin ? Pensait-elle déjà à Catherine pour me transmettre son dernier message ? Rien n'indiquait qu'elle avait conscience de l'importance qu'avait eue notre relation pour moi. Elle semblait détachée de tout et nous resservit un nième café.

La maison n'avait pas changé. Au centre de la pièce se trouvait la grande table en bois. La cheminée était éteinte et les deux grands fauteuils étaient disposés de chaque côté. Le radiateur à bain d'huile qui nous avait aidés à lutter contre le froid en 2004 était toujours là, tout comme le vieux buffet. Il régnait un silence apaisant. Dans la pénombre des maisons de campagne, je l'écoutais, mais je n'ai pas pu m'empêcher de penser à la chambre, juste au-dessus, au lit, aux draps de lin, à l'énorme édredon hérité de ses grands-parents et aux derniers moments que nous avions partagés pendant l'hiver 2004. Par la fenêtre, on voyait les arbres, la clôture du fond, la ligne des crêtes au loin, tout ce vers quoi je ne reviendrais plus. Il valait mieux ne pas s'attarder.

Au moment de partir, Elle a voulu échanger les numéros de téléphone. Elle a pris son portable en détaillant la manipulation à voix haute comme je l'avais vue faire si souvent. « Touche verte, téléphone, entrer, nouveau contact. Numéro… "donne-moi ton numéro ! 06 07… " répétant les chiffres que je lui donnais. « Voilà ! Nom du contact, nom du cont…». Soudain, Elle a arrêté son geste, a levé la tête, m'a regardé un long moment en levant les sourcils. « Quel nom déjà, je mets ? »

Il y avait eu une longue pause. Son visage est resté figé dans une expression de perplexité extrême, puis Elle est partie d'un grand éclat de rire auquel je n'ai su répondre que par un rire forcé auquel j'ai tenté de donner un éclat identique au sien. C'est une chose qui arrivait fréquemment avant. Quand Elle réalisait l'incongruité de ce qu'elle venait de dire, Elle s'arrêtait, marquait une pause, éclatait d'un rire sonore qui provoquait mon rire en retour. C'était sa manière d'empêcher la flèche de l'ironie d'ouvrir une blessure trop profonde et de laisser les points d'interrogation sans réponses.

Avait-elle vraiment oublié mon nom ? Le souvenir qu'elle avait de moi s'était-il mêlé à celui d'autres qu'elle avait connus ? Mon nom et celui de tous ses amants s'étaient-ils mêlés dans son esprit au point de nous confondre tous, visages, personnalités, corps et sexes dans une vision unique de l'homme, simple figurant de sa belle vie sexuelle ? Si tel était le cas, ne valait-il pas mieux jeter au feu toutes les pages que je lui avais consacrées et dont je ne ferais jamais rien ? Ne fallait-il pas renoncer définitivement à comprendre comment on peut ne pas se remettre d'une passion morte ?

Arrêter de penser à cette femme et à la sérologie qui me l'a fait rencontrer ! Je n'y parviens pas. Je continue de l'écrire quand M. est couchée, quand la maison ne retentit plus d'aucun bruit, quand le feu est éteint, sous la lumière faible d'une lampe unique. J'écris sans fin. J'efface. Je corrige. Je réécris. Je laisse reposer. Parfois, je m'endors assis sur une phrase. Parfois, j'écris sans mots. Parfois, l'expression juste ne me vient qu'immédiatement après m'être couché et je continue d'écrire en pensée, dans le lit, à côté de M. qui dort. Les phrases, soudain, s'enchaînent parfaitement, mais je n'ai pas le courage de me relever pour les fixer dans mon manuscrit. Je m'endors en essayant de ne pas perdre les idées qui me viennent dans mon demi-sommeil. Le lendemain, je profite de chaque moment libre pour revenir aux enchaînements de la nuit. Je presse les choses et les gens pour me libérer de toutes les contraintes et me remettre au travail. De jour, je n'y parviens que rarement. C'est la nuit qui me fait écrire. C'est elle qui me fait aller plus loin dans la forme, dans le sens, dans l'ordre juste et le dire vrai de ce qui a été. L'écriture, même si elle est une aliénation, est la seule manière de rendre le silence habitable.

DISCORDANCE

Après mon rendez-vous chez mon médecin, je n'ai été capable de prononcer les mots de la sérologie que le dimanche 11 avril 1993, trois jours après les avoir entendus dans la bouche du Dr Singer. À 10 heures, Hélène et moi avions laissé la voiture devant l'église de Breitenbach, à côté de deux autres véhicules, moteurs froids, dont les occupants étaient déjà loin. Nous avions rempli les gourdes à la fontaine, traversé la place ensoleillée du village et emprunté le sentier à gauche de la mairie. Nous nous étions enfoncés dans la forêt de résineux. Hélène marchait devant. Elle portait un short court et un T-shirt léger. Son sac à dos dansait sur ses épaules. Son corps se jouait de la gravité. Ses jambes nues couraient sur les pierres moussues du sentier vosgien. Je suivais derrière. Je posais un pas lourd dans le sien en évitant de trébucher sur les racines qui rendaient la marche périlleuse. Ça faisait trois jours que je ne l'avais pas touchée. Nous avions poursuivi notre ascension jusqu'au lac du Fischboedle. L'étendue d'eau était baignée d'une lumière surnaturelle. D'un coup, j'ai rattrapé Hélène. Je lui ai barré le chemin et, sans lui laisser le temps de rien, j'ai répété pour la première fois les mots de Singer : virus, rage et sérologie.

Chaque mot s'est enfoncé en elle comme une dague. Chaque mot a tranché un lien, renversé un ordre, défait une certitude. Chaque mot a trahi une promesse, mais Hélène n'a pas bronché. Aucun muscle de son visage n'a bougé. Elle n'a eu aucun geste, aucun commentaire, aucun reproche. Tout juste ai-je eu le temps de voir son regard se tourner à l'intérieur d'elle-même, vers le monde connu des livres où elle lisait depuis toujours la véritable aventure de la vie. Elle y cherchait, sans la trouver, une représentation de ce qui allait advenir. Sa main s'est posée sur ma poitrine comme la patte d'un chat.

« La réalité rejoint la fiction, n'est-ce pas ? »

Il y avait eu un court silence, Hélène avait ajouté :

« Je veux rester avec toi ».

C'était irréel. Une femme rencontrée un an plus tôt décidait en quelques secondes de partager la vie – la fin de vie – d'un homme dont elle venait de comprendre qu'il avait eu une relation avec un ou une autre et qu'il était condamné. La lumière du soleil a fait l'effet d'un flash à la surface de l'eau et les falaises se sont effondrées dans le lac.

Nous nous sommes mariés en juin et avons acheté la maison à L., à 600 mètres d'altitude au-dessus de Colmar. L'été, nous avons entrepris les travaux de rénovation. La dernière semaine d'août, j'ai creusé dans la roche, à la masse, le conduit d'évacuation de la chaudière et ça a été ma seule révolte.

Hélène était issue d'un milieu universitaire lyonnais. Après un passage difficile par khâgne, elle s'est détournée des études, au grand dam de son père. Elle avait passé le Capes de lettres classiques pour avoir la paix et consacré son temps aux sports d'endurance, l'alpinisme, la course à pied, les marathons. Le rapport d'Hélène à l'effort physique passait par la douleur, enfonçant une petite fossette dans son menton. Ça lui donnait un air buté qui lui allait bien. De ses origines, Hélène avait gardé le goût pour la culture, la littérature, les objets de luxe, les trekkings dans l'Himalaya et les voyages à l'autre bout du monde.

Mon milieu était celui de ces Alsaciens dont la vie avait été bouleversée par la guerre. Mes parents s'étaient rencontrés en 1945. Ils avaient 22 et 24 ans. Mon père, s'inventant un passé de maquisard dans les forêts vosgiennes, avait caché son séjour dans un camp de travail obligatoire en Allemagne. Ma mère, contrainte de travailler comme secrétaire à la kommandantur de Strasbourg, ne nous avait transmis de la guerre que le souvenir de la panique des Allemands fuyant les alliés et jetant machines à écrire et effets personnels du 3ème étage dans les camions. Cachées dans la cave, elle et ses copines avaient attendu leur départ. Elle avait traversé Strasbourg sous les bombes pour rentrer. Ma mère avait eu plus de chance que sa sœur, dont on avait perdu la trace de l'autre côté du Rhin et qui n'était rentrée, dévastée, qu'un an après la fin de la guerre.

Je suppose que la rencontre de deux vies abîmées par l'Histoire a été un grand moment d'amour et d'échange, mais mon père et ma mère n'ont jamais retrouvé le niveau social qui avait été le leur avant la guerre. Mon père cumulait un emploi de comptable avec celui de garçon de café. Ma mère était secrétaire.

Mon père aimait flamber. Il aimait faire claquer les billets de banque entre ses doigts. Il aimait les restaurants, les tables nombreuses et les femmes. Il détournait de l'argent. Un jour, je devais avoir 14 ans, il avait soulevé le matelas de son lit et montré des liasses de billets. « J'ai gagné au loto. » À l'époque, je le croyais.

Lorsque ma mère a accouché du sixième enfant, elle s'est refusée à son mari. Le dernier projet commun de mes parents a été d'acheter un hôtel sur la Côte d'Azur. Le premier choc pétrolier a transformé le rêve en cauchemar. Un échec qui a sans doute été la cause de leur séparation.

Une nuit, mon père a été surpris sur le toit de l'immeuble où il travaillait comme comptable. Il voulait faire disparaître les traces de ses opérations illégales et comptes maquillés. Tous ses détournements ont été découverts. La justice l'a condamné à un an de prison. Je suis allé lui rendre visite une fois à la maison d'arrêt de la rue du Fil, à Strasbourg. Mon père jouait au dur. Il se moquait des conditions de vie, de la vétusté des lieux. Il taisait la promiscuité et la violence des détenus. Je savais parfaitement qu'il jouait un personnage. Son attitude de frimeur m'a déçu. Mon père n'avait rien d'un dur.

Les études n'étaient pas faites pour nous. Mon père avait placé mon frère chez un restaurateur. Mes parents avaient négligé de voir mon goût pour la musique et la lecture. Il ne suffit pas de passer son enfance dans les romans, la fiction ou la philosophie pour être un grand lecteur. D'ailleurs, c'est bien la musique et non le livre qui m'a permis d'exister dans un monde qui n'était pas le mien.

J'ai finalement échappé au destin de réparateur de vélos auquel j'étais promis. J'ai travaillé comme ingénieur dans une boîte de standards vidéo. Je suis passé à côté d'une carrière de guitariste rock à cause de la crainte que faisait naître la musique chez la mère de ma fille. J'ai repris des études de musique à 30 ans, passé le Capes à 35 et j'ai rencontré Hélène sur mon premier poste.

Le premier dimanche d'avril 93, après le Fischboedle, Hélène et moi avons poursuivi notre marche sur les crêtes. Au lieu-dit du Gazon du Faing, nous avons posé nos vestes au sol et tiré nos victuailles du sac. Nous avons déjeuné d'une tomate, d'un œuf et de fruits. Un vent chaud montait de la plaine. Hélène croquait sa pomme. Plusieurs fois, elle a suspendu son geste en se tournant vers moi comme si elle allait dire quelque chose. C'est à ce moment, sans doute, que j'aurais dû lui parler des circonstances de ma contamination. Rien n'est venu et, après, il a été trop tard pour toujours.

Les analyses biologiques nous parvenaient tous les mois. La courbe des indicateurs croisait le zéro de la mort à l'horizon de l'année 2000. Pensant avoir besoin de plus d'argent, j'ai préparé le concours de l'agrégation. Quand j'ai été admis, à l'automne 1994, j'avais épuisé un quart de mes défenses immunitaires et une bonne partie de mon temps. C'est à ce moment que la musique a disparu pour la première fois de ma vie.

Hélène avait choisi d'ignorer toute idée d'espace limité, de géographie morte, de temps compté pour se placer dans le vivant d'un temps sans limites, le vivant de la création humaine. Il ne fallait rien manquer du monde. Le Nil, le barrage d'Assouan, le musée du Caire, la Syrie, le Krak des Chevaliers, Palmyre, les norias de la vallée de l'Oronte, les souks de Damas et d'Alep, Madras, Bombay, les temples de Madurai, le musée de Noukous au milieu du désert ouzbek, la rampe du Guggenheim, la foire d'art à Bâle, la Fiac, la Comédie-Française, le TNS, l'Opéra du Rhin. Il fallait tout voir, tout entendre, être dans le bruit du monde, dans sa musique, dans son cours furieux et ses créations les plus contemporaines.

La maison était un refuge. Après le travail, nous allions marcher sur le sentier qui s'enfonçait dans la forêt pleine d'odeurs, de craquements et de courses d'animaux. Nous croisions des randonneurs, et parfois des chasseurs qu'Hélène insultait copieusement. Nous passions devant le chalet Weibel, sous le versant ouest et la pointe du Cras. En face s'élevaient les hauteurs de Fréland, Aubure, le dôme parfait du Faudey. Le matin, le soleil pénétrait dans la chambre, et, par temps clair, les sommets des Alpes suisses, Eiger Mönch, Jungfrau, Finsteraarhorn, se détachaient au loin, grandioses, et donnaient, c'était prodigieux, un horizon au jour.

La nuit, je me réveillais couvert de sueur. L'ombre des arbres se détachait dans le cadre de la fenêtre. Je regardais passer les lunes. Je soulevais le drap, laissait sécher ma peau en prenant garde de ne pas réveiller Hélène dont le sommeil était devenu fragile. À 6 heures, j'avalais le premier cachet.

J'ai respecté l'injonction de Singer : j'ai gardé le silence sur la sérologie. J'ai eu tort. Je n'ai pas dit à Hélène que je ne la croyais pas capable d'endurer la sérodiscordance. J'ai eu tort. Vivant une expérience d'un temps différent et une expérience différente du temps, nous avons laissé le silence s'imposer progressivement là où nous ne l'attendions pas, dans les interstices du quotidien et dans le rapport intime.

En rentrant de notre marche, ce dimanche où je lui avais annoncé la sérologie, Hélène m'avait entraîné dans la chambre. Quelques microns de latex seulement la protégeaient de la mort. Quelques microns comme une enveloppe élastique, une gangue contre laquelle il fallait mener une lutte sans merci. Le lit était une coque au milieu d'un océan d'une profondeur insondable. Hélène me retenait contre elle comme si une force allait m'arracher loin en arrière. Elle tremblait. Il y avait notre bref passé devenu immense et si peu d'avenir. Il y avait les soupirs et les râles, la vérité du sentiment et les mensonges sur lesquels repose toute relation amoureuse. Il y avait mon sexe dans le sien, la parole donnée, les promesses que je ne tiendrais plus, l'abîme et le bord de l'abîme sur lesquels nous ne prendrions jamais l'habitude de marcher. Nos appétits démesurés, ce que j'avais omis de dire, ce qui était devenu indicible, ce qui ne tenait ni de la littérature ni de la fiction. Un sentiment sur lequel nous ne parviendrions jamais à mettre les mots.

Peut-être n'avait-ce été qu'un défaut d'écoute. Peut-être aurait-il fallu parler de ce que la beauté des paysages et la laideur des villes nous faisaient, à nous qui étions là pour les traverser. Peut-être aurait-il fallu parler de ce qu'une rencontre à l'autre bout du monde disait de l'existence, de ce que le regard ahuri du militaire perché sur son mirador à la vue de deux touristes perdus devant un champ de mines en plein désert disait de la survie, de ce qu'un tableau, une sculpture, une installation disaient de nos angoisses, de ce qu'un texte lu et entendu disait de la faille au bord de laquelle nous étions en train de marcher, de ce qu'une musique disait de notre expérience, en quoi elle pouvait nous aider à comprendre la faillite. Mais nous étions incapables de mettre des mots, moi sur le temps qui restait, Hélène sur la peur de la mort. Au terme de trois années de sérodiscordance, nous avons d'un commun accord décidé de jeter l'éponge.

Aujourd'hui, je regarde ce temps d'incertitude comme un temps muet, tandis qu'Hélène s'en souvient comme d'un temps d'échange. Je comprends que le silence n'était perceptible que par moi. Il était mon silence, le silence de la perte, celui du rapport douloureux qu'entretient le malade avec l'éclat du monde.

L'instinct du papillon

J'ai renoncé à dévoiler ma sérologie à une femme que le hasard, provoqué ou non, aurait mis sur mon chemin quelques mois après qu'Hélène et moi mettions fin à notre vie commune. Une jeune franco-iranienne légère comme le vent avait définitivement – pensé-je – posé l'obstacle absolu à toute relation entre une personne saine et une personne porteuse du virus de la rage des chevaux : la peur ! Pas le rejet, ni le jugement, pas l'indifférence ou le manque de compassion, non ! La peur. Tout simplement, la peur.

Répondre à l'annonce d'un inconnu était, à la fin des années 90, une chose peu commune que Leïla n'avait eu aucun mal à tenter. C'était excitant, ça allait à contre-courant de ce qui était acceptable autour d'elle et l'aventure lui plaisait. Nous nous étions donné rendez-vous à la terrasse du café Montparnasse à Strasbourg. On était en septembre. Il était à peine 17 heures. Le café était bondé, le soleil encore haut dans le ciel. La jeune femme pleine de fraîcheur et d'appétit m'attendait.

Les mécanismes de la séduction avaient opéré dès les premières secondes. Leila était née en Iran. Arrivée en France à 12 ans, elle avait fait la découverte joyeuse d'une langue qui n'était pas sa langue maternelle. Elle en usait avec un plaisir évident en choisissant ses mots avec précision et en construisant des phrases délicieusement longues et complexes. L'effort que lui coûtait l'articulation du français lui donnait ce charme unique qu'ont les étrangers quand ils s'efforcent de servir l'objet précieux de la langue du pays qui les accueille. Je ne pouvais détacher mes yeux du mouvement sensuel de ses lèvres. Sa nature était si légère que j'avais fini par prendre sa légèreté pour de l'insouciance. J'avais lâché les mots de la rage d'un seul coup. Je ne pouvais plus les garder. J'avais oublié à quel point ils étaient lourds,

La réaction de Leila a été immédiate. Elle a ramené sa tasse devant elle. Son visage s'est tourné vers les passants comme pour chercher de l'aide. Le mouvement de ses lèvres s'est resserré sur l'objet pesant qu'est devenue sa peur. Ses phrases se sont raccourcies et ses mots m'ont enfermé dans mon statut sérologique plus qu'aucun résultat biologique ne l'avait fait jusque-là.

« Pardonnez-moi ! Je ne peux pas. Je ne pourrais pas faire l'amour avec vous. J'aurais trop peur. Trop peur de vous embrasser. Trop peur de vos lèvres, de vos baisers, de votre langue et ma langue, du contact de la peau et les sexes nus. Oh, pardonnez-moi ! J'ai peur et je ne peux rien opposer à la peur, rien à l'instinct, rien au sens. L'instinct ne trompe pas ? Les sens ne mentent pas, n'est-ce pas ? J'ai honte. Dites-moi que vous comprenez. Oh, je tremble de tout mon être ! J'ai si peur ! »

Leila n'avait pas dit les choses exactement de cette manière. Les mots de la sérologie l'avaient simplement ramenée à l'objet précis et tu de notre rencontre, au désir qui avait alangui son corps la nuit précédente comme il avait durci le mien. Ils l'avaient ramenée au danger du sexe et à la mort dont elle s'était approchée en m'approchant. Elle cherchait à maîtriser sa vie, sa peur et la direction de son regard, mais ses yeux étaient devenus fuyants. Sa voix tremblait. Elle frissonnait.

Je dois ajouter que je n'ai pas été surpris par le brusque recul de Leila et encore moins tenté de le condamner. C'est l'instinct du papillon qui l'avait fait renoncer à se poser au contact de l'homme porteur du virus mortel et la peur n'était que le signe d'une insolente santé, de sa fraîcheur et de son insoutenable légèreté. Condamner l'instinct eût été condamner la vie elle-même. Il n'y avait rien à condamner, rien contre quoi se révolter. Il fallait prendre acte.

Une qui serait double de moi-même

Je cherche une qui serait double de moi-même. Une avec qui je partagerais un récit et un peu plus qu'un coït fraternel. J'avale des kilomètres. Je traverse des paysages inexplorés. J'arrive par les faubourgs dans des villes que d'autres visitent par leur centre, Bruxelles, Paris, Dijon, Strasbourg. Je me faufile dans des quartiers découpés comme des îlots, des cités perdues, les angles morts d'agglomérations labyrinthiques. On me fait entrer dans des bouts d'intérieurs, des cuisines en formica, des séjours sans lumière où végètent des portions d'existence sans passé et sans histoire. On me désigne une chaise, un canapé, un fauteuil. On me sert à boire. Je dévisage des inconnues. J'observe leur teint de cuivre, leur peau de cire, leur maigreur caractéristique. Je me fais juge de leurs expressions. J'évalue l'impact du mal sur leur corps. Je guette les faiblesses comme le signe d'une défaite future. Effondrement, douleurs, perte de conscience. Je suis terrifié à l'idée que cette faiblesse se manifeste devant moi, au moment où je leur parle.

Je n'ignore pas la violence de mon regard sur ces corps fatigués, mais je me force à ne pas baisser les yeux. Je m'oblige à rester malgré l'envie de fuir qui me saisit immanquablement. Je partage un segment de temps avec des étrangères, entre des murs où je ne me sens pas à ma place. J'écoute des solitudes qui ne sont pas la mienne. Je côtoie des folies. Je ne suis pas certain de ne pas y tomber moi-même. Ce ne sont que des fragments éparpillés, des fractions, des poussières d'identité taillées dans la matière grise.

Je construis des barricades qui sont autant de barreaux infranchissables. Dès que je quitte un appartement, je me débarrasse des noms, des sons, des odeurs, des couleurs, des visages et des voix. J'oublie les élans, les embarras, les moments d'empathie et la solitude partagée qui me retiennent comme des fils poisseux. Je fais le chemin à l'envers. La route est plus longue qu'à l'aller. Je me retrouve chez moi, comme rincé. Je m'enferme dans mon appartement. J'appelle Hélène pour me persuader que l'avant existe toujours, mais je reviens vite vers ce monde qui lui fait si peur. Habitude, fascination ou curiosité. Ce monde reste le seul moyen de calmer l'angoisse de ne plus rien pouvoir saisir jamais. Il est le seul où le silence agit comme un son. Il est mon monde, celui de rencontres qui, aussi inachevées soient-elles, sont les seules expériences humaines encore accessibles.

Ma science des personnes porteuses du virus est immense. Je suis capable de les reconnaître partout, dans la rue, à la piscine, au cinéma, au théâtre, dans n'importe quel lieu public ou privé, réel ou sur un écran, au milieu de n'importe quel groupe humain. Je les identifie à leur maigreur, leurs pommettes saillantes, à la texture de leur peau, au sifflement dans leur voix, à une absence dans leur regard, une distance ou une proximité inhabituelles je connais leur détresse, la culpabilité qui les ronge, mais surtout, je reconnais leurs discours empruntés à d'autres, professionnels du verbe, qui se sont faits leurs porte-parole et qui ont substitué un récit arrangé au leur, avec des mots pensés pour les médias, des mots trop simples pour dire les choses complexes, des mots qui imposent leurs dogmes et réduisent les existences. Dépossédées de leur propre histoire, elles s'étonnent des phrases qui sortent de leur bouche, comme leur échappant, et se demandent de quelle réalité elles témoignent. Toutes se cognent aux mots des autres, se heurtent au véritable récit de leur vie. Toutes s'exaspèrent de ne pas trouver leur vérité, renoncent avec colère avant d'essayer encore. Personne n'a dit la vie avec le virus. Personne n'a dit la vie hors du temps, hors perspective. Personne n'a dit l'humanité d'un être qui ne peut aimer sans penser à la mort qui traîne, et par conséquent, un être qui n'aimera pas.

Essentiel.le.

23 octobre 1999. 18 heures. Gare de l'Est. Elle est là, au bout du quai 12, adossée à l'une des immenses poutres de la structure métallique de la gare. Samedi, premier jour des vacances, la gare est noire de monde. Les gens rentrent chez eux ou débarquent pour une nuit ou une semaine. Ils piétinent, traînent leurs valises et leurs sacs, se bousculent, s'arrêtent sans prévenir, s'agglutinent devant les panneaux d'affichage, se massent aux arrivées sur les quais. Corps tendus, cous raides, cous tordus, cous penchés, ils attendent sur la pointe des pieds et s'agacent de ne rien voir.

Au-dessus des têtes, la charpente donne le vertige. Le bruit, happé par le haut, tourbillonne comme un vent furieux et revient s'enfoncer dans le crâne. Un haut-parleur crie un retard de dix minutes. Elle recule. Sa main atteint un pilier de métal et glisse machinalement le long du profilé. Elle sent le relief des rivets sous ses doigts. La gare tangue. Elle s'imagine sur un petit ferry au sud du Portugal. Elle ne déteste pas un certain vertige.

Elle aime les gares. Elle aime les architectures géantes, les structures monumentales, les piliers, les armatures, les enchevêtrements, les poutres d'acier, les matériaux lourds,

la pierre, le métal, les ossatures complexes. Elle déteste le léger, le fragile, le mou, les matériaux d'aujourd'hui qui plient sous la moindre contrainte. Elle n'aime pas la faiblesse ni les hommes qui papillonnent. Chez Elle, les murs sont épais, les fondations sont solides. Le toit repose sur une charpente bien dimensionnée. Elle roule dans une BMW hors d'âge qu'elle garde à cause de l'épaisseur des tôles sur lesquelles il lui arrive de passer la main avec satisfaction. Elle supporte mal les tôles minces, les tape-culs, les boîtes à sardines. Il lui faut du volume, un espace à sa mesure, dans un juste rapport du petit au grand, du vivant à l'inerte, du vulnérable à l'inaltérable.

Ce besoin de dur n'a rien à voir avec une sorte de fragilité qu'on pourrait lui prêter en voyant sa silhouette délicate. Au contraire, Elle aime le dur parce qu'il est le prolongement de la volonté des hommes, comme l'arme à feu est celle du dessein de tuer. Elle aime le bois parce qu'il résiste aux charges et au temps humain, la pierre parce que sa taille exige de la force, de l'endurance et de la sueur, le fer parce qu'il est le produit d'une technologie et d'un art. Elle aime le bronze dont on peut se servir comme d'une arme, la céramique qui nécessite la maîtrise du feu. Elle aime la solidité, et ce besoin de dur s'étend aux hommes et à la représentation des hommes. Elle n'aime pas les gringalets. Elle attend d'un homme qu'il soit robuste et déterminé. Elle apprécie qu'il soit bâti à la mesure de son caractère. Elle ne déteste pas voir les traces de ses combats sur le corps d'un homme et les cicatrices profondes de ses blessures.

Je l'ai souvent vue ouvrir les beaux livres des maîtres de la peinture italienne. Elle y pointait du doigt les hommes de pouvoir, bâtis pour le pouvoir et dont les corps témoignaient du profit qu'ils tiraient de son exercice et des plaisirs qu'il mettait à leur portée. Sans le dire, Elle livrait une esthétique et désignait un ordre du monde où la place dévolue à chacun est moins soumise à ses origines qu'à sa capacité de s'imposer par tous les moyens. Il y avait de la violence et du meurtre dans cet ordre, pour lesquels Elle éprouvait une fascination mêlée de crainte. Souvent, Elle posait la main sur le papier glacé, caressait les corps bien charpentés, poussait des petits râles d'envie et éclatait de rire en voyant mon air interdit. Je n'avais rien de ces hommes de pouvoir. Et Elle n'avait rien de ces femmes, épouses ou courtisanes voluptueuses qui posaient à leurs côtés. « *Regarde* », disait-elle, « Elles représentent l'idéal et le beau féminin que tout homme se doit de célébrer. »

Hier soir, Elle a décidé de passer au musée Bourdelle avant de venir à la gare. Elle voulait revoir les œuvres du sculpteur pour des céramiques qu'elle avait en cours. En prenant le train à midi. Elle avait largement le temps de faire le détour. Autant profiter de l'occasion avant d'aller rencontrer un parfait inconnu.

À Austerlitz, le ciel était couvert. Elle a passé les grilles du Jardin des Plantes, emprunté les petites rues presque désertes qui mènent au jardin du Luxembourg. Elle a fait le crochet par la fontaine des *Quatre Parties du Monde* de Carpeaux avant de rejoindre le bâtiment en briques rouges du Musée Bourdelle. Un rayon de soleil a fait son apparition au moment où Elle pénétrait dans le jardin aux sculptures.

Immédiatement, Elle a été attirée par l'une des quatre allégories du monument au général Alvear : *La Victoire*. C'était comme si la figure éclairée par le soleil s'était dressée devant Elle pour lui couper le chemin. Elle est restée médusée, stupéfiée, dominée par la puissance expressive du bronze monumental et, comme chaque fois qu'elle est saisie par la présence violente d'une œuvre d'art, Elle est entrée en dialogue avec elle. Oubliant le temps qui passait, Elle s'est ouverte et s'est laissé pénétrer par la sculpture. Elle a pris sa puissance révélée par la forme, sa beauté révélée par l'ensemble et son caractère révélé par le détail. Elle s'est sentie confortée dans quelque chose de souterrain qu'elle savait du pouvoir du créateur et de sa liberté. Elle a été surprise de ne pas être gênée par la cohabitation de féminité et de masculinité dans l'œuvre et par la sensualité et l'érotisme qui naissaient de leur union dans une même représentation. Elle s'est laissé faire, oubliant la détestation qu'elle avait des figures androgynes et des fantômes qu'elles réveillaient en elle. Elle s'est laissé pénétrer jusqu'aux os, jusqu'au sang, jusqu'au cœur. Elle s'est laissé traverser jusqu'à ce que la sculpture la possède et qu'elle la possède en entier. Son cerveau pratique n'a pas omis de s'approprier les lignes, les proportions invraisemblables, les volumes et les textures. Œil, mémoire instantanée, respiration et paix. Quand Bourdelle a enfin lâché son emprise, quand il l'a laissée se défaire de lui, Elle s'est sentie plus forte et fatiguée à la fois. Elle a jeté un coup d'œil à sa montre. Il lui restait à peine une heure avant le rendez-vous. Elle s'est vite glissée dans l'ancien atelier du sculpteur. Elle ne pouvait tout de même pas avoir fait le chemin sans rendre visite au maître.

Elle avait de la chance. La salle de travail était déserte. La haute verrière, au nord, baignait les marbres et les bronzes posés sur la grande table et les sellettes d'une douce lumière automnale. Parquet de bois, lumière, hauteur de plafond, Elle s'est imaginé Bourdelle dans l'atelier et a ressenti de la nostalgie pour un temps de terre et de poussière qu'elle n'avait pas connu. Dans la cour arrière régnait un silence rare en plein cœur de Paris. Les deux grands bas-reliefs près de la porte semblaient en déséquilibre, prêts à basculer en arrière. Elle a vérifié l'heure. Elle avait juste le temps.

Gare de l'Est. Elle remet un peu de rouge à lèvres, réajuste ses cheveux, renoue l'écharpe multicolore. Elle traverse le hall, immense parapluie de fer et de verre sous lequel se presse la foule, se dirige vers le quai numéro neuf, se mêle à la foule impatiente. Le haut-parleur annonce un retard de dix minutes. Elle s'adosse au pilier, essaie de retrouver le souvenir de la voix de l'inconnu qu'elle a eu au téléphone, d'y associer un physique, un visage et un caractère, mais ce sont les images de l'après-midi qui lui viennent à l'esprit, le détail des bas-reliefs dans la cour, les dimensions du grand combattant, l'étonnante posture de l'archer, Héraclès, visant les oiseaux du lac. Elle est pleine de cette allégorie de la Victoire et frissonne encore de sa force. Soudain, une pensée douloureuse s'insinue dans son esprit. Dans ses veines circule en quantité indétectable le virus de l'immunodéficience humaine que j'appelle, depuis un rêve que j'ai fait, virus de la rage des chevaux.

Entendez ceci maintenant : il n'y a pas d'autre raison à la rencontre de deux personnes de sérologie positive au virus de la rage des chevaux que la sérologie elle-même. La sérologie, gare de départ et gare d'arrivée. La sérologie, dénominateur commun, marqueur indélébile du virus et cause unique de ce qui se joue entre deux personnes porteuses du virus. La sérologie seule explique sa présence, à elle, adossée à un pilier du quai n° 12 de la gare de l'Est et la mienne dans le train qui vient de parcourir l'interminable ruban de fer qui relie Strasbourg à la capitale. Toute autre raison n'est que prétexte.

Hélène, parce qu'elle a été la première à recevoir l'annonce de cette sérologie. Hélène, parce qu'elle n'a pas laissé la peur altérer le sentiment. Hélène, parce qu'elle a décidé en quelques secondes de partager un nombre indéterminé d'années de vie – de fin de vie – avec l'homme dont elle venait de comprendre qu'il avait eu une relation sexuelle avec un ou une autre et qu'il était condamné. Hélène n'accepte pas l'idée que la sérologie soit (que j'en fasse) l'unique condition de toute rencontre. Peu importent le séisme de l'annonce, l'expérience impossible de la séro-discordance, la séparation, les douleurs irréparables de l'échec. Hélène ne connaît et ne reconnaît d'autres expériences que celles qui naissent du hasard. Elle s'inquiète des personnes trop proches de la mort vers qui je vais. Elle m'exhorte à renoncer à une démarche exclusive et m'implore de croire à l'infini possible de la rencontre amoureuse.

« L'infini possible de la rencontre amoureuse. » Comment pourrais-je aborder le sujet avec la femme qui, un jour d'avril 93 a choisi de me suivre dans ce qui n'était qu'un chemin vers la mort ? Comment pourrais-je témoigner d'une réalité qui va à l'encontre de ce en quoi elle croit depuis toujours ? Ce serait inutile et infiniment cruel. Au reste, j'admets volontiers qu'Hélène a raison. Le champ des possibles est et demeurera toujours infini. Mais elle a aussi cruellement tort. Le champ des possibles s'est infiniment réduit.

Le virus est l'unique raison qui pousse deux personnes de sérologie positive à se donner rendez-vous sur un quai de gare bitumé, à l'angle d'une rue, à la sortie d'une station de métro, à la terrasse d'un café ou sur le parvis d'une cathédrale. La sérologie avant la couleur des yeux, avant la courbure du nez, avant le dessin de la bouche et le mouvement des lèvres ; la sérologie avant l'être, bien avant le paraître, le sourire, le souffle ou la voix ; la sérologie avant le sujet, le verbe et le complément ; la sérologie avant le corps et l'esprit qui l'habite. La sérologie proprement identitaire, question préalable dans une logique purement mathématique de la relation à l'autre : plus par moins donne moins. Plus par plus donne plus.

Le train s'immobilise. Les portes s'ouvrent. Je piétine derrière la file de voyageurs qui se dirigent vers la sortie. Je l'identifie au moment exact où Elle me reconnaît au milieu des passagers. C'est le moment où je repère son tailleur anthracite, le moment où son écharpe portée en signe de reconnaissance devient véritablement multicolore, le moment où mon chapeau me fait plus grand, le moment où le rouge qu'elle a déposé sur ses lèvres se distingue de tous les rouges portés dans la gare. C'est le moment où un mètre soixante-huit devient une taille réelle, le moment où nos os, nos muscles, nos veines racontent une histoire vraie, le moment où nos cœurs battent comme des fous, le moment qui décide de l'avenir et où la lenteur des gens sur le quai devient insupportable. C'est le moment qui la place au-dessus de toutes les femmes jamais rencontrées, celui où je lui accorde tous les pouvoirs sans savoir à quel point cette disposition mettra mon identité en danger.

J'arrive à sa hauteur, deux mots filent entre ses lèvres et se perdent dans le vacarme de la gare. La structure se met à tanguer. Nous perdons l'équilibre. Elle dessine un arc avec la main comme si Elle voulait atteindre le haut de la verrière. Je la rattrape, la saisie par le bras. Nous nous mêlons à la foule.

Nous passons le hall, descendons les marches, courons dans les couloirs du métro. Des gens surgissent de partout, déboulent à gauche, se croisent devant nous, disparaissent à droite. Une marée s'ouvre et se ferme que nous traversons en heurtant des coudes, des épaules et des sacs. Sans lâcher son bras, je la conduis au pas de course jusqu'au quai de la ligne 5. Nous nous engouffrons dans la première rame. C'est samedi soir. Nuit de fête sous la lumière des néons. La rame est bondée. Les langues sont déliées, les visages animés, les lèvres rouges et noires. Les bons mots s'échangent du tac au tac. Les rires fusent au milieu du bruit, des flashs de lumière et des bulles d'indifférence. Le haut des fenêtres ouvert laisse passer un air humide et vicié. Le frottement des roues sur les rails fait un long cri strident. Nous sommes serrés l'un contre l'autre, face à face, agrippés à la barre, ballottés au gré des accélérations, des entrées, sorties de voyageurs. Je la tiens toujours par le bras. Son souffle est sur mes lèvres. Depuis la gare de l'Est, nous n'avons pas échangé un mot. Notre silence est notre conversation. Il fait taire le bruit du monde.

Château d'Eau, Strasbourg-Saint-Denis, Réaumur-Sébastopol, Châtelet. Des vagues humaines se répandent, d'autres refluent. Hier soir, Elle feuilletait un de ses livres de peinture italienne sur le canapé. Dans le tiroir de son chevet, Elle avait trouvé un reste d'herbe, l'avait mélangé au tabac de sa dernière cigarette. Elle avait saisi son briquet et inhalé la fumée. Elle s'était allongée sur le canapé. Son esprit et son corps s'étaient battus avec des fantasmes et des souvenirs lointains.

Au téléphone, Elle avait trouvé la voix trop haut perchée. Elle avait hésité. Elle avait voulu savoir mon métier. Enseignant des arts du son, comme Elle l'était des arts visuels. Cela avait suffi pour convenir d'un rendez-vous. « Je ne resterai pas, j'ai un train pour l'Auvergne dimanche. » C'est seulement après avoir raccroché qu'elle avait pensé à la distance – cinq cents kilomètres – entre les villes où nous habitions chacun. Plusieurs fois, Elle avait posé une main hésitante sur son téléphone. Hier soir, seulement, Elle a pensé au Musée Bourdelle et aux œuvres qu'elle voulait revoir depuis longtemps. Finalement, c'est aussi grâce au génial sculpteur que nous nous trouvions là, précipités l'un contre l'autre au milieu d'une foule de passagers anonymes.

Ni Elle ni moi n'avions anticipé ce moment de proximité physique dans la rame de métro. Encore moins avions-nous imaginé le rétrécissement de l'espace, l'effacement de la distance et la syncope du temps qu'il créait soudain. Si tel avait été le cas, nous aurions sans doute prévu de nous asseoir tranquillement à la table d'un café, face à face, à distance raisonnable. Les mots se seraient pressés hors de nos bouches pour faire un tableau arrangé de nous-mêmes, bien encadré par le verbe, et nous serions restés dans la stricte et rassurante banalité des choses.

Mais nous sommes presque l'un sur l'autre, debout, corps contre corps, chaleur contre chaleur, visage contre visage, souffle contre souffle. Son bras toujours pesant sur le mien, nous sommes silencieux et proches. Et nous ne sommes pas n'importe quels inconnus. Nous sommes deux qui savons le statut sérologique de l'autre, l'épée fichée dans son cœur. Nous savons sa proximité avec la solitude et la mort. Nous savons la chose qui occupe le territoire de son corps et qui colonise sa pensée depuis l'instant où elle a été nommée par la science et où elle est parvenue à la conscience. Nous savons cette chose, au plus profond de l'intime, si visible pour qui sait et invisible pour les autres, dicible dans son simple énoncé et indicible dans sa réalité profonde. Nous savons le virus de l'autre et ça nous le rend plus nu qu'un enfant.

Saint-Germain. La porte s'ouvre. Nouvelle poussée humaine. Nouvelle poussée de fièvre. La porte se ferme. La vague est amortie. Le temps ne nous appartient plus. Les stations se succèdent dans le désordre. Sa main tient la barre juste au-dessous de la mienne. D'autres mains glissent. Son visage est à quelques centimètres du mien. Une veine bat à son cou. Je peux y mesurer la pulsation de son cœur et le rythme de sa respiration. Mon esprit est plein de bruit et de confusion.

Ce qui nous agit, ce qui nous assaille, ce qui nous broie, ce n'est pas que nous n'osons ni reculer ni avancer d'un pouce, de peur de nous perdre. Ce qui nous tient, ce n'est pas que, prisonniers de la masse anonyme qui nous observe, scrute nos moindres gestes et guette nos intentions, comme si elle savait tout de nous, cette masse sans identité. Ce qui nous enserre n'est pas que nous ne sachions pas comment nous tenir proches, déjà habités par l'autre désirant. Ce qui nous presse et nous possède, ce n'est pas que nous soyons incapables d'ouvrir le moindre espace d'intimité verbale – nous n'avons pas besoin d'intimité verbale. C'est encore moins que pour rien au monde je ne desserrerais l'étreinte de sa main sur mon bras ou que je ferais le moindre mouvement qui pourrait l'amener à le libérer. Non ! Ce qui nous étreint, ce qui nous agit, c'est le travail intense, profond et silencieux de reconnaissance mutuel que nous sommes en train de faire au milieu de la foule, dans la cacophonie générale et la lumière bleue de la rame et qui nous jette sans défense dans les bras de l'autre.

Son œil est posé sur moi comme celui d'un lynx. Avec ses mouvements électriques, il m'étudie dans le détail. Je suis son sujet. Il sait que mon statut de survivant ne suffit pas à faire de moi un être résilient. Il en a vu d'autres pour qui la survie n'était rien de plus qu'une sous-existence végétative, c'est pourquoi il poursuit son travail d'analyse qui est aussi un travail d'artiste avec toutes les techniques qu'elle connaît, crayon, fusain, mine, encre de Chine, pastels, huiles. Il trace, ébauche, creuse, évalue, jauge, juge pointe et mord. C'est le portrait d'un Tatar, visage taillé à la serpe, joues creuses, pommettes saillantes et teint cuivré, un Mongol au regard bridé, un nomade des steppes, un toungouse de Sibérie. Portrait flatteur pour Elle mais pas pour moi. Le fait qu'elle le prenne pour une figure puissante et victorieuse n'a pas suffi à me le rendre beau.

À douze mètres sous terre, il fait chaud et humide comme dans une serre. Les hurlements des roues sur les rails font l'effet d'un trépan. Personne ne semble s'en apercevoir, excepté deux Japonais géants qui grimacent de douleur. La voix d'une Américaine qui parle comme Lina Lamont, passe sans difficulté au-dessus de ce brouhaha. La lumière des néons vire au vert clinique. Elle a fini son portrait. Son œil se détourne pour se perdre au-delà des visages, des sons, au-delà des vitres rayées de graffitis obscènes, des galeries et des parois obscures le long desquelles courent d'interminables câbles électriques. J'ose un regard. Plan fixe entre deux stations. Dans mon angle de vue, en plongée, ses cheveux noirs, tirés en arrière, son front, ses sourcils, ses paupières, le mascara qui fait se coller entre eux deux cils qui ne battent pas et son œil aux aguets, même lorsqu'il semble au repos. Je considère son nez légèrement busqué et obstiné, ses lèvres fines aux commissures desquelles je remarque de petites rides. Je n'envisage pas de passer la nuit sans Elle.

Une jeune gothique en face de nous surprend mon regard d'égaré. Elle a moins de trente ans. Elle porte un blouson de cuir noir. Elle me prend pour une sorte de détraqué. Elle tremble de rage et ceux qui la regardent à leur tour se mettent à croiser des regards. Je sens une pression sur mon bras. L'œil de lynx semble s'amuser de la situation.

En réalité, je ne sais rien dire d'elle ce jour-là, dans le métro, rien qui dessine un portrait, rien qui définisse un caractère ou rende compte d'une personnalité, mais je sais depuis ce jour que la beauté nous meut comme la musique. La beauté nous fait trembler à l'intérieur.

Je m'agrippe à la barre pour ne pas tomber. Sur une photographie prise quelques semaines plus tard dans les rues de Dijon, Elle a un sourire qui en dit beaucoup de la nuit que nous venons de passer à l'hôtel. Elle porte le même ensemble et la même écharpe multicolore qu'à Paris. Nous sortons du Musée des Beaux-Arts. Elle s'immobilise sur le trottoir et sort un paquet de cigarettes de son sac. Elle lève la tête. Elle est surprise de me voir un appareil photo à la main. Rien de ce qui est vécu par un être humain ne saurait être restitué par la photographie, pourtant, au moment où Elle lève la tête. Elle réalise ce que je suis en train de faire. Elle a le temps d'en être secrètement flattée, de relier l'instant à la nuit passée et d'en éprouver du plaisir. C'est à ce moment que j'appuie sur le déclencheur.

Dans le tube fluorescent du métro, aucun vaisseau, aucun muscle, aucune fibre de mon corps, aucun département de mon esprit n'est au repos. Tous mes efforts consistent à rester debout. Inévitablement, nos regards se croisent. Ça ne dure qu'une seconde. Sa main serre mon bras plus fort.

Force. Énergie. Puissance. Puissance ! Certains mots voyagent en profondeur avant d'émerger à la surface de notre conscience. Ils sont comme des capteurs enfouis dont les déplacements souterrains nous mettent dans un état d'intranquillité permanente. Puissance ! Puissance sexuelle, mots féminins qui désignent une qualité le plus souvent attribuée aux hommes. Manifestation physique de la virilité, capacité d'assurer l'acte sexuel avec vigueur, endurance, et de manière répétée. Puissance met un mot sur ce que je sens émanant d'elle. Puissance envahit tout mon être. Je n'ai pas le temps de m'interroger sur sa signification. Le mot ne séjourne que peu de temps dans la zone accessible de ma conscience. Identifié entre Saint-Sulpice et Saint-Placide, il s'évanouit avant Alésia et disparaît comme un passager indésirable en laissant une trace diffuse. De quoi voulait-il m'alerter ?

Nous sortons du métro. Une bouffée d'air frappe nos visages. Elle lâche mon bras pour la première fois depuis la gare. Nous nous dirigeons vers l'hôtel. Un hôtel de voyageurs, propre et bon marché. Le réceptionniste nous tend la clé sans lever la tête. Dans l'escalier, nous croisons des clients discrets et polis. La chambre à deux lits est à peine plus grande que le palier. Nous déposons nos affaires et ressortons immédiatement. Nous tombons sur un square, passons la grille métallique dont la peinture verte s'écaille par endroits. C'est un tout petit square, planté de quelques arbustes rachitiques. Nous passons devant un banc sans oser nous asseoir. Nous nous retrouvons chacun dans une sorte de retranchement muet et confortable. La vie revient avec le bruit de la circulation, les phares, l'ombre des passants. Il est vingt heures. Au coin de la rue, il y a une pizzéria.

Les articulations de la vie

Le serveur nous installe à la dernière table libre près de la vitre et prend nos commandes. Elle attend qu'il s'éloigne et entre dans le vif de ce qui fait nos vies. Par touches successives, Elle fait le tableau de ses rencontres. Tableau des échecs. Tableau des déconvenues. Tableau des douleurs rentrées, tableau des corps fatigués. Tableau des impuissances, des actes manqués, des gestes inachevés, tableau des hésitations et des demi-mesures. Elle décrit des hommes abîmés au milieu de leur vie trop petite, des âmes en peine, des cœurs en mal d'amour, des défaites et les marques de la souffrance sur les corps fatigués. Elle raconte les peaux gonflées, les peaux rouges, les teints de cire, les regards brûlants et les libidos en panne, la vie qui file entre les doigts, le temps qui passe, les hommes perdus dans l'espace immense de la solitude et le désir orphelin. Elle dessine des portraits, et chacun de ces portraits est celui d'une femme que j'ai rencontrée. La différence est qu'elle n'exprime aucune compassion pour les hommes, à l'exception de deux qu'elle a accompagnés dans ce qu'il faut bien appeler dégringolade sociale. La détresse que les autres ont eu le tort de laisser entrevoir la laisse indifférente. Elle n'aime pas la défaite.

Il faut bien admettre que j'éprouve une sorte de satisfaction à l'entendre parler ainsi d'autres hommes. À aucun moment, je ne songe à m'identifier à eux, oubliant que la veille je dînais seul avec moi-même, au coin de la table de cuisine. Je me sers du vin. Je termine ma pizza. Elle entame à peine le deuxième quart de la sienne. Elle se voit loin sur l'autre versant. Elle répète qu'elle prendra le dernier train pour Orléans.
« Les hommes, le sexe, c'est terminé ! … Je crois que je ferais une bonne bonne sœur.
– Et pourquoi pas une sainte ? »

Elle rit. « Tu ne crois pas si bien dire. J'ai eu une éducation religieuse extrêmement stricte au sein d'une institution très… cotée. C'est une chose dont on ne se débarrasse jamais tout à fait. » Elle marque une pause. « *Il m'arrive de prier.* » Elle lève les yeux et guette ma réaction. Plus tard, je ne la verrai jamais en prière, mais je ne tarderai pas à comprendre que le rituel religieux au sein de l'institution l'a davantage marquée que la foi elle-même. Quant au cadre, celui de l'école de la Légion d'Honneur, Elle le décrit comme le théâtre de jeux peu innocents. « Les religieuses qui nous surveillaient n'étaient pas indifférentes. Elles nous observaient sous les douches communes. Elles enviaient notre jeunesse et notre insouciance. »

Elle marque une nouvelle pause, hésite et poursuit. « Elles prenaient plaisir à nous humilier. Il y avait des châtiments corporels. » Elle se saisit de son verre, s'interrompt encore, comme si un épisode précis lui revenait à l'esprit, repasse au vous.

« Il est tard. Je vais profiter de votre hôtel, si vous le permettez. Je prendrai mon train demain matin. »

Dans la chambre, nous nous glissons dans nos draps. J'éteins la lumière. La chambre est trop petite, les lits jumeaux trop proches. En tendant la main, je peux la toucher.

Il y a bien quelque chose de religieux chez Elle ! C'est sa manière de basculer, sa manière de succomber, de se soumettre comme on se soumet à Dieu – ou à Satan. Religieuse, la manière de se livrer, corps et âme, sans compter et sans rien retenir. Religieuse, la manière de se mettre à genoux. Religieuse son ardeur, sa violence. Religieuse, la fascination avec laquelle Elle considère le lingam si justement érectile, avec ce mélange d'effroi et de ferveur qui fait les vrais dévots. Religieuse, la manière de le célébrer, lui qui prend naissance entre les cuisses, à l'endroit le plus robuste du corps. Religieuse, la manière de louer sa force, sa dureté, sa vertu, sa substance comme si elle était une parole.

Religieux, le chant, la cantilène, le psaume, la prière, l'imploration et religieuse, sa bouche ouverte en un O long et sonore qui traverse les murs et se perd au-delà des portes et des couloirs. Ooooaaammmouuu simple mélodie, supplique, psalmodie, cri, souffle rauque entrecoupé de hoquets, de bruits de succion et de sons dans lesquels je reconnais, avec un frisson délicieux, le mot *aahmour ! amoouur !*

Comme si rien ne devait jamais prendre fin. Quand nous reprenons notre souffle, la proximité m'empêche de voir son visage en entier. Mon regard court de son œil à ses cheveux épars. Je lui trouve l'expression d'une vierge touchée par la grâce. Et d'une fraîcheur prodigieuse.

C'est la nuit. Le noir dans lequel baigne la chambre n'est pas le noir habituel des chambres d'hôtel. Je dors, collé à Elle dans l'un des petits lits une place. Depuis combien de temps n'ai-je pas dormi, enlacé à quelqu'un dans l'inconfort d'un lit trop étroit ? Dormir sans dormir, sombrer, revenir, reprendre conscience sans conscience, respirer l'odeur de cheveux, l'odeur de la nuit. Fouiller les ténèbres. Ne plus savoir ni l'heure, ni la configuration de la pièce, ni qui dort à côté de soi. Sentir son corps, sa chaleur, le plus infime de ses mouvements, la moindre de ses contractions musculaires, ses moments de détente, le rythme de sa respiration, son repos. Ne pas oser bouger. S'interroger. Mon sexe est-il encore en Elle ? Les neurones dans mon ventre ressuscitent cet état de l'être où corps et esprit sont totalement réunis, à la vie, à la mort, dans l'écoute des bruits intérieurs. Comme une concentration de la matière et du temps.

J'aurais pu mourir de ne plus sentir mon organisme trembler comme une feuille à côté de celui d'une inconnue, mourir de ne plus voir céder les barrières invisibles de l'amour, mourir de ne plus enrouler mes bras autour d'un corps, tout donner et tout recevoir de lui, ne plus reconnaître une promesse dans le faux silence de la nuit.

La nuit n'est plus la nuit. La moindre de ses respirations me fait respirer, le moindre ses mouvements me fait la tenir et exister. Tout dépend de notre proximité dans notre demi-sommeil. Moi en chien de fusil, Elle, les fesses logées dans le creux de mon ventre. Tout dépend de la surface de peau en contact et de sa chaleur. Tout dépend de sa respiration, de l'enlacement dans l'inconfort du lit. Oui, tout dépend de l'inconfort, car rien ne vaut une belle nuit inconfortable. Dormir redevient l'exact prolongement de l'acte d'aimer, une succession de moments de sommeil entrecoupés de courtes phases de veille, de tensions et de détentes, de conscience et d'inconscience, rythmés par les mouvements du corps. Elle déplie les jambes, sa main passe machinalement entre ses cuisses. Une prière impudique résonne.

Le dimanche, son train est à 11 heures. Nous prenons le petit déjeuner à l'hôtel. Je la laisse sur le trottoir. Je ne suis pas pressé de rentrer. Je marche dans les rues de la capitale. J'arrive au jardin des Tuileries. Les gens sont dehors, tout neufs et lavés, comme s'ils venaient d'être posés là. Ils déambulent et se promènent en famille devant les bassins et jouent avec des bateaux à voiles en bois. Je suis ramené au monde avec la violence de quelqu'un qu'on aurait happé par le col, au risque de lui rompre le cou, et jeté dans une rue pleine de passants réels. Il y a des femmes seules, des couples avec des poussettes et des enfants réels et turbulents qui courent partout, des vieillards en costume, des chiens réels tirant sur leur laisse. Et ce retour au réel a un nom, un visage, un corps, une voix, un désir à satisfaire. C'est si soudain que je sens craquer en moi les articulations de la vie.

« Ça veut dire quoi, je t'aime ? »

18 novembre. Dijon : Un immeuble ancien de la place Saint-Michel, dans le centre historique de la ville. On nous attribue toujours la même petite chambre au premier étage de l'hôtel, une chambre aux couleurs passées, au décor désuet, dont le parquet grince à chaque pas. À droite, une porte tapissée ouvre sur une petite pièce d'eau. Il y a un grand miroir au-dessus du lit. On dirait une cellule aménagée pour parties fines.

À l'accueil, la gardienne me tend les clés. Je grimpe les marches, pousse la porte, me dirige vers la fenêtre et entrebâille le battant. Les voitures font le tour de la place. Des passants font des commentaires devant la carte du restaurant d'en face. D'un bar, un plus loin, parviennent des rires et des éclats de voix.

Le temps de l'attente ne contient pas d'amertume. C'est un temps sans heurt et les images qui le peuplent, la tapisserie aux couleurs passées, le petit bureau aux pieds fins à droite en entrant, la lampe verte, le sous-main en cuir rouge, la chaise en bois, le couvre-lit à fleurs, le miroir au-dessus comme une incitation à la débauche, la lumière qui filtre par la fenêtre se fixe dans ma mémoire et cohabitent tranquillement avec l'hiver de mes souvenirs.

Je reconnais sa BMW noire. Elle se gare sur la place, sort de la voiture, traverse la chaussée et entre par la porte juste sous la fenêtre. La réception lui indique le numéro de la chambre. Son pas résonne dans l'escalier. La porte s'ouvre. Nous avons quelques secondes d'hésitation. Après l'amour, nous sombrons dans un profond sommeil. Quand nous nous réveillons, nous avons faim. Nous nous rhabillons. Une enseigne de cuisine traditionnelle dans la rue nous accueille. On nous place au fond de la salle.

La musique est trop forte. Je lève la main pour demander qu'on baisse le son, mais son bras arrête mon bras. La chanson lui plaît. Je découvre que son goût musical tranche avec ses manières aristocratiques et la raideur dans sa posture qui ne s'acquiert que dans la discipline, la répétition et l'austérité. On apporte les plats. Elle touche à peine son assiette, se réjouit du plaisir que je prends. Elle aime les hommes qui ont de l'appétit après l'amour.

C'est la qualité de membre de l'ordre national du Mérite de son grand-père militaire qui lui a valu, à 11 ans, d'être arrachée au cocon familial pour intégrer la maison d'éducation de la Légion d'Honneur dont la vocation était de préparer les épouses futures d'une certaine élite à répondre aux obligations liées à leur rang.

Rien de ce qui fait le quotidien d'une jeune pensionnaire de la Légion n'a été oublié. Ni les codes, ni les usages, ni l'uniforme, ni les règles de vie austères, ni l'enseignement moral et religieux, ni l'excellence scolaire, ni la réussite obligatoire, ni la menace permanente de châtiments corporels, ni le socle de valeurs dont Elle dit être incapable de se défaire. Ni les bruits, bruits heurtés des chaises dans les grandes salles de classe, bruits des couloirs encombrés d'élèves en uniformes, cris mêlés dans la cour, bruits atténués dans les angles morts et les recoins des cages d'escalier où on pouvait se soustraire à la surveillance, agitation du réfectoire résonnant aux ordres de silence, ambiance des douches communes, cris des corps prépubères trépignant sous les pommeaux d'où jaillissait une eau toujours trop chaude ou trop froide. Ni les silences, silence des études, silence des dortoirs, faux silence de l'obscurité, grincements des lits de fer, murmures, vies chuchotées jusque tard dans la nuit. Ni les odeurs dont Elle se souvient le mieux, odeur de collectivité, odeur des draps, poids des couvertures, odeur des placards, odeur des chambrées, odeur des réveils, des petits déjeuners, des salles de classe, odeur des livres, des cahiers, des trousses, des gommes, odeur des religieuses qui couvent les élèves de leur regard sévère ou concupiscent.

C'est à la Légion qu'elle vit sa puberté dans un milieu où l'intimité n'existe pas. Promiscuité adolescente, ambiguïté sexuelle. Un désir nouveau naît, que le carcan moral et le formatage religieux ne suffisent pas à contenir.

Par chance, il entre dans le projet éducatif de la Légion qu'une épouse soit éduquée dans le bon goût artistique, une manière de transcender les pulsions malsaines et de cultiver le paraître. Une jeune enseignante remarque le don qu'elle a pour les arts plastiques. Elle l'encourage à développer son regard, la force à travailler les lignes, les volumes, la couleur. Petit à petit, Elle se découvre une passion. À 18 ans, Elle est admise à l'École des Beaux-Arts de Paris.

La même année, Jacques, le premier homme de sa vie devient son mari et le père de son fils unique. Elle est persuadée d'être affectivement, intellectuellement et sexuellement épanouie. À 22 ans, Elle se plonge dans une thèse qui interroge la pertinence des références à la psychologie dans l'analyse d'une œuvre lorsque celle-ci est, comme c'est souvent le cas, effectuée par quelqu'un qui ne possède que des connaissances superficielles dans ce domaine. Le sujet l'oblige à entreprendre sa propre analyse, qu'elle poursuit au-delà de ses études et qui finit par dépasser son objet initial. Le travail l'engage dans une douloureuse remise en question de ses certitudes. Son couple en est la première victime. Elle prend conscience que ce que son esprit nommait plaisir sexuel n'était qu'une abstraction, la jouissance mentale de la femme mariée qui se soumet et prête son corps à celui de son mari. Mais son corps à Elle ne ressent aucun plaisir.

Elle déserte le foyer conjugal, se met à son compte, exerce à son tour le métier de psychanalyste et s'installe dans un grand appartement derrière la cathédrale, en plein centre historique d'Orléans. Elle gagne sa vie et devient, à 28 ans, maîtresse de son destin, maîtresse de ses entreprises, maîtresse de ses choix, libre de ses relations, libre de ses amours, libre de ses pratiques sexuelles, libre de son plaisir. Elle multiplie les rencontres.

L'annonce de la sérologie met brutalement fin à sa liberté et à son ascension sociale. Face à ses limites, face à la trahison de l'homme et la trahison de la vie elle-même, la confiance qu'elle porte au monde vacille. Elle ne se sent plus la légitimité d'exercer et trouve en catastrophe un poste de professeur contractuel d'arts plastiques. Le salaire que lui verse l'Éducation nationale lui laisse de quoi vivre, rien de plus.

La contamination est survenue pour Elle comme pour moi, au moment où elle s'y attendait le moins, dans la recherche qu'elle croyait partagée du plaisir, au plus fort de l'excitation et au plus loin de la sensation d'exister. Le virus est entré dans son organisme dans une giclée éclatante et victorieuse. Il ne lui a fallu que quelques minutes pour traverser les tissus intimes, passer dans les vaisseaux sanguins, se mêler à la marée rouge, investir les zones favorables, les réservoirs qui sont autant de forteresses d'où il est désormais impossible de le déloger. Sa réplication atteint des millions d'unités par millilitre de sang. Sa puissance est telle qu'il est capable de détruire les défenses immunitaires d'un individu avant de livrer son corps à n'importe quelle maladie opportuniste. Après la séroconversion, il n'a plus été question d'insouciance. Plus question d'amour, de rencontre de hasard, de séduction ou de sexe d'un soir. Chaque rapport pouvait mener à l'irréparable.

Quelque chose me retient de dire la vérité sur les circonstances de ma propre contamination. J'invente une fille un peu ronde rencontrée dans un bar. Je mens facilement, car, bien qu'elle ne soit pour rien dans la séroconversion, la fille a vraiment existé. Je peux décrire son visage, ses traits réguliers et lisses, la tendresse presque maternelle de son expression et de ses gestes. Je peux décrire le bar où nous nous sommes rencontrés et d'où nous sommes sortis à deux heures du matin. Je peux dire comment nous avons marché dans les rues, comment nous avons échangé un long baiser et comment son rouge avait débordé de ses lèvres comme sur un dessin d'enfant. Son visage était un désastre rouge et hilare. Nous sommes allés chez elle, dans un immeuble dont je serais incapable de retrouver l'adresse. Nous avons fait l'amour sur un canapé mou, devant une grande baie vitrée. Nous nous sommes séparés sans promesses au petit matin. J'aurais pu oublier cet épisode si je ne lui avais pas assigné un rôle particulier. Depuis, la fille est là, avec son rouge à lèvres et ses gestes tendres, responsable sans qu'elle le sache de la sérologie et du tour difficile qu'a pris ma vie.

Nous sommes de parfaits amants. Nous appelons chance le processus par lequel nous nous reconnaissons partenaires sexuels idéaux. Un processus qui tient du hasard, de la chimie des corps et du parcours de chacun. Un processus qui nous répare, qui nous réinitialise et nous rend notre humanité. Un processus qui redonne du sens. Nous sommes de parfaits amants, car, loin des questions de sentiments, être de parfaits amants est la chose inaccessible dont nous avions le plus besoin après que la sérologie nous en ait si cruellement privés.

À deux pas de l'hôtel se trouve le Musée des Beaux-Arts de la ville. Dans la salle des Gardes, je la laisse devant le détail des tombeaux des ducs de Bourgogne, les gisants de Philippe le Hardi, Jean sans Peur et des pleurants. En sortant, nous marchons au hasard des rues. C'est à ce moment que je prends cette photo d'elle avec un appareil emprunté pour l'occasion. Elle et moi, pareillement surpris au moment où j'appuie sur le déclencheur. Je sais exactement ce qu'elle a dans la tête.

Nous quittons peu la chambre. Une fois, nous avons pris la voiture et roulé hors de la ville. Au milieu du vignoble, nous sommes sortis de la voiture. Il faisait un froid de canard. Nous avons fait dix pas et nous nous sommes réfugiés dans la voiture. Nous avons mis le chauffage à fond. Nous avons fait l'amour sur les sièges.

Le dimanche 15 décembre, au jardin des tuileries à Paris, trois mots sur le sexe entre hommes déclenchent une tempête que je ne parviens à contenir que par un rétropédalage mensonger et lâche.

Amour ! Amouur sans article, *aamouhr* sans orthographe, Amours sans *L* apostrophe, *Aamour,* son pur et pure sensation. *Aaah-mmour* dans sa bouche n'a jamais désigné une personne, *mon amour*, ni un sentiment, *l'amour*, dont on témoigne habituellement par des « je t'aime » qui sortent difficilement de la gorge avec un timbre qu'on ne se connaît pas. *Ahmouurr*, émit par sa voix, articulé par ses lèvres, baisé par sa bouche, léché par sa langue, mordu par ses dents, mouillé de sa salive, *Aamour* n'est pas un mot. Il est l'annonce du désir, le soulèvement de sa poitrine, une respiration, une vibration, un son, sa main qui cherche une certaine dureté. *Aaamour*, c'est l'appétit de l'autre, la chimie moléculaire qui réduit les distances annule les pudeurs, c'est l'ensemble des conditions miraculeuses qui nous font nous rejoindre au coït. *Amour, amour* : c'est la musique qu'elle compose à l'acte, l'hymne écrit dans toutes les tonalités, le sillon dans la terre, la fin de toute résistance, ma langue entre ses cuisses et le mal qui fait du bien. *Aaahh-mour* ! n'est rien d'autre que la traduction sonore des forces insoucieuses du sentiment qui nous unissent.

Si d'aventure « amour » redevient substantif, si je me hasarde, moi, à l'utiliser précédé du « l' » qui s'accorde à lui, si je le transforme en sentiment ou, mais je ne me souviens pas que la chose soit arrivée, si je décide de l'employer précédé d'un pronom possessif et avec une majuscule, « Mon Amour », si je dis « l'amour » pour témoigner du mystère qui fait qu'invariablement nos corps s'enflamment et que des centaines de kilomètres ne sont qu'un saut dans le temps, si j'utilise le mot « amour » pour témoigner de ce qu'il est, si je le dis à Elle à qui je le fais, alors je franchis une ligne rouge et pénètre un espace prohibé. Son regard devient trouble comme l'eau d'un étang où nagent des carpes. Si je parle de « l'amour » comme d'un sentiment que j'éprouve, je pénètre une zone interdite, je rabaisse le son au rang de l'inintelligible, je ravale la musique qu'elle dédie à l'acte au rang de signification. Je le prive de son caractère sacré. Je trahis sa nature véritable, car, dès lors que les mots sont conçus, agencés par l'esprit, combinés les uns aux autres pour convaincre – mot qu'elle fait synonyme de vaincre – ils deviennent mensonges et l'objet désigné perd sa transparence et sa pureté. La nécessité même d'en témoigner devient suspecte et Elle s'emporte. « Ça veut dire quoi l'amour ? Ça veut dire quoi, je t'aime ? Ça ne veut rien dire. »

Saignon

26 décembre 1999 : Une maison de pierres au centre de Saignon, un bourg en plein cœur du Lubéron, au lendemain de la tempête dévastatrice qui a secoué le pays. C'est ici que je découvre réellement son corps et toutes les manières de le satisfaire. Les couleurs, les senteurs du Sud, les sentiers du Lubéron, le soleil qui a fait sa réapparition dès le premier matin ne sont que décor. Tout ce qui ne sert pas la satisfaction immédiate du désir reste au second plan. Le matin, je sors acheter du pain, des croissants et des journaux que je ne lis pas. J'emprunte la ruelle étroite qui mène au centre du village. Je croise les clients à la boulangerie. Au bar en face, les hommes parlent fort avec l'accent du Sud. Quand je rentre, le café est chaud.

L'après-midi, nous osons une courte marche aux alentours, mais le vent et le froid nous refoulent rapidement vers le gîte, où il s'avère que nous n'avons rien d'autre à faire que de revenir à nous. Au bout de quatre jours, nous sommes tous les deux physiquement et mentalement épuisés, mais je ne renoncerais pour rien au monde à une parcelle de ce qu'elle me donne et au plaisir de la posséder en entier.

Posséder ?! Hors de l'étreinte, jamais femme ne m'a été à ce point inconnue. Je ressens maintenant, lorsque nous nous détachons l'un de l'autre, une sensation d'éloignement et de vide infranchissable et dans chaque regard, chaque mot échangé, un trouble dont je ne parviens pas à identifier la nature. Au fur et à mesure que passent les jours, tout devient plus fragile, plus cruel et indispensable. Restent l'impression de ne jamais plus rien éprouver d'autre, la fusion, le besoin incontrôlable d'y revenir sans cesse et l'angoisse de la dissolution.

Le 31 décembre, nous atteignons nos limites. Nous décidons de prendre l'air en allant faire les courses du réveillon au marché de Gap. Nous traversons la campagne blanche par les petites routes. La radio parle de marée noire. Je raconte comment, dans des circonstances identiques, je suis allé brosser les côtes souillées par le pétrole de l'Erika. J'affiche mon soutien aux bénévoles venus nettoyer les plages bretonnes. Sa colère explose soudain. Une colère qui s'exprime en peu de mots courts et meurtriers. Une colère sans limites, sans objet. Une colère qui refuse toute argumentation. Une colère qui me condamne, moi. J'ai tort ! Tort d'argumenter, tort de me servir des mots, tort dès que j'ouvre la bouche. J'ai tort d'avoir été son amant, maître de son plaisir sexuel. Je dois me taire.

Le marché de Gap ne pense qu'au passage du millénaire. Les gens se préparent à la fête et se réjouissent. Sur les étals, sont exposés les plus beaux fruits et légumes, les meilleures olives, les huîtres les plus fraîches, les fromages de terroir. Nous parcourons les allées sans parvenir à nous accorder sur rien. Ça n'a rien à voir avec une simple dispute d'amants. C'est comme si les pôles du courant énergétique qui nous a portés l'un vers l'autre s'étaient brutalement inversés. Chacune de mes paroles augmente sa fureur. Le socle entier sur lequel repose notre courte aventure s'enfonce dans la terre. Tout ce qui nous liait n'a jamais existé.

Nous terminons le marché au pas de course et rentrons avec de tristes victuailles. Saignon est désert. Les ruelles se sont remises à vibrer au passage du vent. Les collines et les plaines attendent une nouvelle tempête. La nuit tombe. Une onde de froid se répand sur les habitations. Le gîte est glacial. Nous terminons la soirée avant la fin du millénaire, dans un silence de mort, devant des assiettes à peine entamées et des verres pleins. Elle se lève, me laisse devant les ruines du repas et monte se coucher. Ses pas résonnent sur les marches de l'escalier. La porte de la chambre se ferme.

Nuit de plomb. Quelque chose est là, comme une musique qui se serait glissée dans la sphère du silence, sans que je puisse dire à quel moment elle m'est devenue perceptible. Je ne peux relier à rien l'effet de mystère produit par sa présence. La musique s'élève, va de l'ombre à la lumière, chante le désir et la culpabilité. Elle dort à l'autre bout du monde, dans la pièce du haut. L'idée de la perdre m'est insupportable.

Je me lève et fouille le rez-de-chaussée à la recherche d'un appareil capable de produire un son secourable. J'explore tous les recoins du salon. Portes, tiroirs, placards. Je ne trouve ni radio, ni chaîne hi-fi, ni télé, rien pour échapper au désastre. Aussi loin que porte l'ouïe, aucun bruit susceptible de trahir une présence humaine, aucun éclat de voix, aucun rire, aucun rythme, aucun chant, aucune fête ne se fait entendre. Rien d'autre que le souffle de ma respiration et le vent glacial qui se faufile dans les rues. Saignon est désert, vidé de ses sons et de son sang. La vie et ses réjouissances ont quitté le monde. Le troisième millénaire est mort avant d'être né. La nature reste indifférente au temps humain.

C'est à la longueur du silence enduré que se mesure la force d'un être vivant. À quatre heures du matin, le bruit d'une porte met fin à la nuit. Des pas résonnent dans l'escalier. Elle descend les marches, pieds nus dans l'obscurité. Sa silhouette enveloppée dans une couverture passe devant la fenêtre. Elle s'allonge contre moi, fesses contre ventre. Sa main cherche mon sexe. Sa chaleur envahit le lit. Elle fait corps. Comme la musique. Elle fait corps depuis la première heure – nous étions encore sans mots. Elle faisait corps bien avant que je la connaisse. Je comprends que les choses seront difficiles. Elles dureront le temps que je déciderai.

Il y a ce moment de feu dont je n'ai pas été témoin, le moment où un homme à qui Elle a dédié son hymne amoureux a répandu son sperme malade dans son ventre. Je sais que cet homme a été brûlé au dernier degré dans un incendie qu'il a lui-même provoqué dans un geste de désespoir. Je sais que la femme qu'il aimait a péri dans l'incendie et que lui, gravement brûlé, est resté défiguré à vie. Je sais qu'elle a cédé à cet homme parce qu'il a deux fois approché la mort. Je sais comment Elle s'est donnée à lui. Je sais quel chant Elle a entonné quand il est entré en elle. Je sais qu'une onde merveilleuse s'est répandue avant qu'il ne décharge. Je sais qu'elle a eu peur en voyant son visage au-dessus d'elle. Sa laideur était sublime. Sa puissance, à lui qui était revenu d'un autre monde, était infinie. Je sais que l'idée de la mort a traversé son esprit.

Elle n'avait pas songé à se protéger. Ou plutôt si, Elle y avait pensé, mais la chose ne s'était tout simplement pas faite, non parce qu'on ne trahit pas dans l'acte d'aimer – Elle connaît trop la nature humaine pour l'ignorer – mais parce qu'il était trop tard. Et ça, le vertige du trop tard, la beauté absolue du rapport physique avec l'humain animal, la violence du désir, je le sais et Elle le sait, jamais nous ne pourrons l'expliquer. L'idée de la mort est restée mêlée au plaisir tout le temps qu'elle a logé le mouvement de son amant. Elle continuait à le vouloir plus profond, plus rapide, plus long. Plus fort ! Qu'il rue plus fort ! Elle a poussé un cri lorsqu'il a déchargé et Elle a souri, le ventre empli de sensations vertigineuses et de sperme impropre.

Objet dur, vague de chaleur. Ses yeux sont mi-clos, ses lèvres ouvertes, les ailes de son nez palpitent. Elle a ce sourire repu, sans pensée, sans voile et sans futur, une béatitude que je prends béatement. C'est peut-être le moment le plus heureux de l'union, l'état libre de tout, le « *ça, ce qu'on a ! Ce qu'on ne pourra jamais nous prendre* ». Et aussi, Elle ne veut rien en perdre, car là-dedans, la pensée est une intruse qu'il faut repousser le plus loin possible.

Combien de temps restons-nous dans cet état d'apesanteur et d'oubli du monde ? Nous manquons trop d'imagination pour rester indéfiniment dans *ça.* Le moment vient toujours où la pensée se remet en marche, qui corrompt le bonheur. Et je ne sais pas si, à cet instant précis, Elle ne me confond pas avec un autre.

Premier jour du millénaire. Le sexe de la nuit n'a pas suffi à calmer les angoisses. Nous quittons le gîte peu avant midi. Nous prenons la route. Elle met la radio, une station périphérique qui diffuse en boucle des chansons usées jusqu'à la corde. Volume à fond, bitume, autoroute, pluie, bouchons. Nous nous arrêtons dans un hôtel miteux. Repas minable. Nous montons dans la chambre. Elle allume la télé. La musique écœurante du film envahit la pièce. Je fais l'expérience de l'inexistence, la tête tournée vers son cul sans chaleur.

Sur le parking de la gare de Balbigny, nous retrouvons sa BMW laissée là six jours plus tôt. Nous n'avons pas échangé un mot depuis la veille. Je sors de la voiture, ouvre le coffre, extirpe son sac et le jette avec rage sur le trottoir. Je remonte dans la voiture, claque la portière et démarre. Son image disparaît dans le rétroviseur. Cent mètres plus loin, mon corps est pris de tremblements compulsifs. Secoué comme après un séisme, je mobilise toute l'énergie dont je suis capable pour me redresser dans ma boîte de tôle. Je m'efforce de regarder droit, de penser droit, de rouler droit sous la pluie qui s'est remise à tomber à verse. Cinq cents kilomètres me séparent de chez moi. Je réprime les hoquets et les mouvements incontrôlés de mon corps en poussant des gémissements de toxicomane. Je me cramponne au volant, ignorant les zones dévastées par la tempête de la semaine précédente, plaines inondées, flancs de collines balayés, forêts rasées au bulldozer, rangées d'arbres brisés à mi-hauteur, troncs qui jonchent le sol comme de gigantesques allumettes. C'est à peine si j'enregistre les images de désolation qu'offre le paysage. J'arrive chez moi, tard dans la nuit, à moitié mort de douleur et de fatigue. Je monte l'escalier, ferme la porte derrière moi et me traîne jusqu'à la chambre. Je m'écroule, tout habillé, sur le lit. La nuit est impitoyable.

Une femme sans qualité...

« La personne que vous avez connue plaît, c'est certain », répète la femme sans qualité assise en face de moi à la table de la brasserie parisienne. « Elle séduit les hommes, mais ne reste avec aucun. Elle est psy ! » La femme sans qualité me renvoie d'elle une image qu'elle s'est faite à partir de confidences d'hommes qu'elles ont toutes deux connus par le biais des mêmes annonces. Bien qu'elles ne se soient jamais rencontrées, la femme sans qualité porte un jugement définitif et sans appel sur celle qui lui fait visiblement de l'ombre. « Elle plaît aux hommes, je ne sais pas pourquoi. Elle est psy. »

Un frisson me traverse l'échine. Un groupe de la taille d'un village à l'échelle du pays s'est constitué depuis qu'un magazine publie des annonces de rencontre à destination des personnes de sérologie positive à la rage des chevaux. Une société, une église, une loge composée d'individus qui se croisent sans le savoir est née de ces rencontres. Un embryon de communauté où les membres laissent une trace non maîtrisée d'eux-mêmes dans une sorte de récit collectif dont chacun se sent propriétaire et commentateur privilégié. Des personnalités sont redéfinies au gré de témoignages incertains et de souvenirs approximatifs. Des profils imaginaires se construisent à partir d'histoires plus ou moins avérées et d'anecdotes colportées sans état d'âme. Un contour psychologique, un caractère supposé qui n'a pas plus de vérité que celui d'un personnage de fiction est livré au regard de tous.

Rien ne peut arrêter le processus dont je fais maintenant partie et il n'existe aucune possibilité de le contrôler. Je regrette d'avoir lancé le sujet. La femme sans qualité affiche un sourire satisfait. Rien dans ses manières ne laisse entendre qu'elle a conscience de la chaîne dans laquelle elle inscrit son jugement. Rien n'indique qu'elle doute de son droit de redessiner en trois phrases sans nuance l'épaisseur psychologique d'une autre qu'elle ne connaît pas. Derrière son sourire, son visage est las, son cœur est vide. La misère sexuelle a achevé de la rendre aigre. Mon cœur se soulève. Je ne veux plus croiser son regard. Je regarde par la vitre. Janvier est maussade. Les gens se bousculent sous un crachin glacial. Je ne pense qu'à Elle et au pouvoir immense de son désir. Je sais pourquoi Elle plaît aux hommes. Rien ne peut arrêter le processus dont je fais maintenant partie et il n'existe aucune possibilité de le contrôler. Je regrette d'avoir lancé le sujet.

Fahia

Quelques semaines avant de la retrouver, Elle, à la gare de l'Est, j'avais répondu à l'annonce de Fahia, une jeune femme issue de la minorité peuhle algérienne qui vivait à Bruxelles. Au téléphone, Fahia avait insisté : « Je suis propriétaire de mon appartement. » Ça m'avait mis mal à l'aise, mais pour être honnête, je dois bien admettre que le fait d'être à l'abri du besoin la distinguait d'un grand nombre de personnes rencontrées depuis deux ans. Je découvrais que je ne souhaitais surtout pas une relation à laquelle s'ajouterait la moindre dépendance financière.

À l'époque, la situation des personnes de sérologie positive changeait. Les traitements marchaient. L'espérance de vie augmentait. Les solitudes devenaient moins supportables. À la fin d'un nombre croissant d'annonces de rencontre figuraient les marqueurs biologiques de la pathologie. Ceux dont la charge virale ne baissait plus savaient que leur marge était étroite et que la solitude serait plus longue et difficile à combattre. Une sombre hiérarchie se mettait en place.

Fahia n'avait pas posté de photo d'elle. Son physique de statue est apparu sur le pas de la porte. Un visage d'un ovale parfait. Des yeux légèrement bridés, des pommettes hautes, un nez fier, un regard immense qui renvoyait des images de désert. De fines tresses africaines qui soulignaient la forme de son crâne. Elle portait une simple djellaba de coton sous laquelle on devinait un corps fin et racé. Quelque chose que j'aurais dû voir la faisait souffrir. Je n'ai pas cherché à savoir d'où lui venait cette douleur. Je ne la voyais pas.

Quand Fahia a ouvert sa porte, le bavardage populacier d'un animateur télé a envahi le palier et je suis resté muet, luttant contre une envie irrépressible de faire demi-tour. Fahia a balbutié : « Tu ne veux pas entrer ? Pourquoi tu restes là. Entre donc ! » J'ai marmonné deux mots d'excuse et j'ai traversé le mur sonore. La voix vulgaire de l'animateur télé a continué de résonner longtemps avant que mon hôtesse pense à éteindre le téléviseur.

Fahia avait fait entrer ses origines peuhles dans son appartement. Tissus de couleurs, tentures à dessins géométriques imparfaits, objets d'artisanat peuhl, petites tables et chaises en bois, plateaux d'argent poinçonnés de motifs cabalistiques. Sur une table, un brûle-parfum libérait une odeur épicée. Dans une petite vitrine, disposées avec ordre, trois petites statuettes de terre cuite dressées comme des talismans ou des objets de dévotion semblaient présider à une sorte de cérémonie dont j'étais le centre. Mon esprit s'échauffait.

Dans la cuisine, Fahia a mis de l'eau à bouillir. Elle a tourné la tête vers moi. « Tu aimes le thé, j'espère ? »

Soudain, elle a lâché la bouilloire qui est retombée sur la gazinière. Elle a poussé un cri, s'est effondrée sur un tabouret, et, pour éviter tout questionnement, elle a relevé la manche de sa djellaba. De vilaines auréoles violacées aux bords rouges s'étendaient du bras à l'épaule droite et disparaissaient sous le tissu, à la naissance de ses seins. « Je me suis brûlée il y a trois semaines en lâchant la bouilloire. J'ai mal. » Des larmes coulaient sur son visage. Ce n'était pas des larmes de douleur, mais des larmes de honte et de désespoir. Dans la hiérarchie des personnes de sérologie positive qui se cherchent un compagnon, Fahia venait de dégringoler au plus bas de l'échelle. Ses bons indicateurs biologiques ne lui servaient à rien. Un accident domestique était une faiblesse, et faible, Fahia n'était utile à rien ni à personne. Faible, Fahia, comme morte, n'avait pas d'avenir.

Bien sûr, et contrairement à ce que pensait Fahia, ce n'est pas la fragilité qui a eu raison de nous, mais le vide d'histoire, le vide d'identité et le vide d'échanges. Déracinés et survivants, Fahia la Peuhle et moi l'Alsacien n'avions rien d'autre à partager que le récit déprimant du quotidien de la sérologie – qui n'est ni un sujet ni un projet – et celui de notre inadaptation à la société des vivants. Fahia et moi n'avons rien trouvé à dire sur nos différences, rien sur nos origines, rien sur nos parcours, rien sur nos visions du monde, nos peurs ou nos envies et encore moins sur les raisons pour lesquelles nous étions là. Le soir, la conversation s'est épuisée à la table d'un triste restaurant de quartier sur le coût comparé de la vie en France et en Belgique. À dix heures, Fahia a installé un lit de camp à côté du sien et chacun s'était glissé dans ses draps, le corps déçu et plus seul que jamais.

Au matin, quand je rouvre les yeux, l'odeur de musc envahit mes narines. La nuit a lavé l'impression de vide de la veille. La main de Fahia est dans la mienne. Elle exerce une pression des doigts. Je me soulève de mon lit de fortune. Avec mille précautions, je l'aide à retirer le T-shirt qu'elle porte pour la nuit. Je caresse ses seins, pose ma main sur son ventre. Elle ferme les yeux, inspire courtement, pousse un soupir. Sa respiration s'accélère. Son beau corps se tend. Elle m'appelle par mon prénom.

Inévitablement, ma main frôle ses brûlures et les auréoles violacées qui couvrent une partie plus importante de son corps que j'avais pensé. Fahia grimace de douleur. J'arrête mon geste.

Nous faisons l'amour de manière gauche et embarrassée. Je ne sais pas comment la toucher. J'ai peur de lui arracher la peau. J'ai peur de lui faire mal. Fahia s'agace de ma prudence : « Oh non, ne t'arrête pas maintenant ! » Elle s'impatiente, prend ma main, la pose sur elle, la promène sur son corps, se crispe à nouveau. Nous ne trouvons aucune position favorable. L'urgence et l'insatisfaction ne font que croître. Folle d'impatience, Fahia finit par se tourner et se mettre à quatre pattes. « Viens ! »

Je suis derrière Fahia, dos à la fenêtre, mon sexe à l'entrée du sien, les mains levées au-dessus de ses hanches. Fahia est en appui sur ses bras. Elle tremble d'impatience, le dos cambré, la tête tournée vers moi. Je ferme les yeux. J'inspire profondément. J'entre en elle.

Je n'éprouve pas de plaisir, mais de la jubilation. Il y a eu ces milliers de kilomètres parcourus, ces appartements sans lumière, ces chambres vides, ces rencontres non abouties, les déceptions et la lassitude. On est dimanche. La journée vient de commencer. Les rues de Bruxelles sont vides. Le soleil entre dans la chambre. C'est la première fois depuis la séparation avec Hélène que je fais l'amour. C'est la première fois que je fais l'amour à une personne de même sérologie que moi.

À présent, le coït est mesuré. Le rythme, régulier. Le tremblement musculaire et l'impatience ne sont plus. La surprise, l'excitation et la peur de faire mal ont disparu. La respiration de Fahia est égale. Les yeux ouverts sur son corps parfait, je m'applique à ne rien perdre. Mais de l'acte d'amour ne reste que la mécanique du mouvement que Fahia reçoit sans mot et sans soupir. Je ne suis pas en mesure de savoir si elle en tire la moindre satisfaction. J'ai le temps de penser à Fak, ce personnage de Koltes, et à l'incroyable énergie qu'il dépense pour obtenir les faveurs d'une gamine trop jeune pour lui. La gamine est déçue de ne pas trouver dans l'acte ce qu'elle attendait.

Claire : « Tu m'as dit que ça me donnerait tellement de plaisir de passer avec toi là-dedans. Pourtant, je ne sens pas de plaisir maintenant.

Fak : Tu l'as déjà eu.

Claire : Quand ?

Fak : Avant.

Claire : Quand très précisément ?

Fak : Quand je te demandais de passer avec moi, là-dedans.

Claire : C'est tout ?

Fak : Oui. »

C'était loin de ce que le sexe m'a donné jusque-là. Le moment arrive où je ne suis plus en mesure d'aller au bout de ce qui m'est donné. Je m'arrête de bouger. Sa voix résonne comme une assignation sèche et brutale. « Pourquoi tu ne finis pas ? »

Il faut terminer et partir.

FEU

La femme sans qualité a réveillé des souvenirs. Nous payons nos cafés et nous dirigeons vers la sortie. Je la laisse devant une bouche de métro. Dans un dernier sursaut, elle me retient par le bras.

« Tout à l'heure, est-ce que… ? Avez-vous envisagé… ? Avez-vous eu envie de faire l'amour avec moi ? »

Je la dévisage. Je cherche une image moins fatiguée d'elle qui pourrait me donner envie de répondre. Je regrette de l'avoir détestée, mais il est trop tard maintenant. Je ne trouve aucune réponse. Une autre occupe mes pensées. Un seul saura vivre avec son cœur difficile. Je ne laisserai à personne la possibilité d'occuper cette place.

Fin janvier, je décroche mon téléphone et compose le numéro qui est dans mes doigts. Elle ne manifeste ni surprise ni hostilité. Propose que nous nous retrouvions le week-end suivant dans un hôtel près du Louvre, où nous ne songeons pas à solder les comptes, au contraire.

En février, Elle vient chanter son hymne à Colmar. Aux Unterlinden, Elle reste deux heures face au Christ suffocant du retable d'Issenheim. Elle frissonne. Le supplicié rend son dernier soupir, les doigts largement ouverts dans une ultime crispation et la tête coiffée de la couronne dont les épines s'enfoncent dans les chairs. Son esprit assimile les proportions, décompose l'œuvre et sa traduction en forme, scanne la géométrie invraisemblable des membres démesurés. Elle mémorise la tête tombante, la bouche aux lèvres bleuies, le dessin du torse, la torture de la suspension, la douleur, la déformation du corps couvert de plaies, les côtes saillantes, les épines dans la chair verte, les traces de la flagellation.

Je l'observe un bon moment, puis je vais m'asseoir dans le cloître. À ma gauche, un géant de granit rose porte la croix de Saint Antoine. Un vent glacial traverse les ogives gothiques du couvent. Des visiteurs passent devant moi sans me voir.

Je sais que son intelligence de l'art nourrit la mienne et parfois la contrarie. Je sais que cette intelligence lui vient de l'étude, mais aussi d'un héritage culturel qui me fait défaut. J'ai appris la musique en posant mes doigts sur le manche d'une guitare de fortune que j'ai fabriquée de mes mains avec une planche de bois, un manche décollé d'une vieille gratte et un micro bas de gamme. Je travaillais sans professeur, à l'oreille. Comme je n'étais pas capable de mesurer la difficulté des pièces auxquelles je me confrontais, je les travaillais toutes jusqu'à ce qu'elles cèdent. Elles cédaient toujours et alors seulement, elles se donnaient véritablement, livrant leur plus ou moins grande complexité de forme et leur vraie beauté musicale.

Le vent tourne dans le cloître. J'ai beau relever mon col et m'enfoncer dans ma veste, je suis gelé. Je me lève et retourne dans la nef qui s'est en grande partie vidée du public. Elle est seule devant le polyptyque. Je la rejoins devant la figure de Saint-Sébastien, le saint thaumaturge dont le corps est transpercé de flèches, comme autant de vecteurs symboliques de la peste. L'une le traverse de part en part au niveau de l'omoplate, deux autres sont fichées dans la jambe. Du sang coule des blessures.

Et soudain, le triptyque cesse d'être la somme de ses panneaux, de ses formes et de ses couleurs. Je comprends, parce qu'elle est là, à côté de moi, parce que son regard guide le mien et que son intelligence de l'œuvre nourrit la mienne, je comprends que le sujet n'est pas le seul martyre du Christ ou de Saint-Sébastien, mais le mal des ardents, le feu de Saint Antoine, la maladie qui frappait les hommes comme une sérologie moyenâgeuse. Je comprends que le tableau a traversé les âges pour s'adresser à nous, pestiférés de la modernité. Je cherche son regard. Elle a un sourire satisfait. « Allons prendre un café. Pas dans un salon de thé, mais dans un vrai café ! »

Le matin du dernier jour, je veux l'emmener marcher sur les crêtes au départ de la Schlucht. Le col est enneigé. Je propose d'acheter des chaussures de marche. Elle secoue la tête, enfile deux sacs en plastique par-dessus ses chaussettes épaisses, exhibe ses pieds ensachés en riant et remet ses Pataugas. « Allons-y ! » Je décide de ne plus penser à ce qui n'a pas d'importance. Le lendemain de son départ, je fais ma demande de mutation pour la région Centre.

Le 8 mars. « Salaud, tu as rencontré une femme à Paris ! »

Lumière blanche, flash aveuglant. Je revois la femme sans qualité posant la main sur mon bras. « Avez-vous eu envie de coucher avec moi ? » Mes bras se tordent comme ceux d'un crucifié. Ma bouche dont je ne contrôle plus les mouvements, émet :

« Mais je t'aime, tu entends, je t'aime ! »

Ce n'est pas une défense, un plaidoyer, une tentative d'explication ou un cri, mais un hoquet pitoyable. Elle jouit.

« Des mots ! Ce ne sont que des mots. Les mots ne veulent rien dire. » Elle me raccroche au nez.

Prostré, incapable de me représenter dehors, me cognant à la vérité comme à une paroi d'acier, jetant des mots comme des objets de souffrance, des protestations régressives et des appels au secours sans destinataire dans un carnet vert que je ne peux relire sans honte, je ne sors pas de chez moi et c'est encore Elle qui me tire de cet état, sept jours plus tard au téléphone, en annonçant comme si de rien n'était : « J'ai trouvé un gîte pour ce week-end près de Montbard ».

Un gîte près de Montbard ? Une maison ? Un refuge ? Une chambre, un lit ? Dans quelle province de mon cauchemar se trouve Montbard ? Où que se trouve cette ville, je sais que je ne dois pas y aller. Je dois attendre que l'amour achève de se transformer en haine. Je n'en suis plus très loin. Aller à Montbard serait même la dernière chose à faire depuis que les jours succèdent aux jours. Si j'allais la rejoindre à Montbard, ce ne serait que pour lui fracasser le crâne avec une pioche et laisser la suite décider à ma place.

Le dernier sursaut de ma résistance est inutile. Ce n'est pas de la possible incartade qu'elle a peur, mais de cette chose en nous plus profonde qu'un océan froid dont nous n'éprouvons aucun besoin de parler quand le sexe nous est acquis, mais qui colonise nos pensées dès que la crainte d'en perdre une part nous saisit. La sérologie, unique raison de notre rencontre. La sérologie, péché originel et contrat de mariage. La sérologie dont nous sentons que chaque pas fait avec Un ou Une rencontré(e) sous son arbitrage nous éloigne de nous-mêmes. La sérologie matérialisée par une banale rencontre dans une brasserie parisienne dont Elle avait été informée par le réseau labyrinthique des personnes porteuses du virus. Elle avait souhaité ma mort.

Nous ne nous sommes pas excusés à Montbard. Je suis arrivé au gîte à 19 heures. Elle m'a accueilli avec des airs de châtelaine sur le seuil d'une maison bourgeoise que nous avions pour nous seuls, au milieu d'un parc gigantesque et des arbres centenaires. Elle avait allumé un feu dans l'immense cheminée au milieu du salon. Nous n'avons pas perdu une seconde. Nous nous sommes enfermés dans la cage de nos amours propriétaires et avons oublié qui nous étions.

Dans la soirée, Elle a sorti cinq kilos d'argile de son coffre. Quinze jours après m'avoir envoyé au diable, Elle me faisait entrer dans cet espace de son intimité, celui de la terre et du feu. Elle voulait que je fasse mienne une expérience qui lui était propre et que je m'approprie l'idée de ce que je devais apprendre du beau, du sens du toucher, de sa véritable nature et de ce qu'il mettait à ma portée. Et ce n'était que le début de la nuit.

Aux vacances d'avril, Elle me reçoit chez elle, au deuxième et dernier étage d'un immeuble ancien situé dans le quartier historique d'Orléans. Un appartement spacieux, avec des pièces hautes de plafond, des huisseries peintes en blanc. Sa chambre aux murs nus donne sur la cour. Un petit lit de fer, un petit lit à une place brûlant de sexe et d'inconfort posé sous la fenêtre et une armoire paysanne en constituent le seul ameublement. Avec son ordre intime spartiate, sans fioriture et sans faiblesse, la chambre a tout de la cellule d'une surveillante de la Légion d'Honneur.

Le matin du quatrième jour, Elle veut partager ses recherches sur les émaux. Nous sortons le four à céramique du garage. Un simple tonneau de chantier garni d'une double épaisseur de fibre de verre, au bas duquel un trou a été percé pour le passage de la flamme. Un second trou sur le couvercle et des briques posées à la main forment la cheminée. Le brûleur est un assemblage sommaire d'éléments de canalisation. L'injecteur a été repercé par son ami Lorenzo. Il n'y a aucune sécurité. Si la flamme venait à s'éteindre, il vaudrait mieux être là pour couper le gaz avant qu'il ne s'accumule et explose à la prochaine mise en route, mais mis à part la question de la sécurité, c'est le four le moins cher du marché. Et il fonctionne parfaitement.

À 9 heures, les pièces émaillées sont dans le four. Une bassine de sciure et une bassine d'eau attendent dans un angle de la cour. Elle pose la sonde de température, met l'afficheur en route, éloigne le brûleur, ouvre la vanne de gaz. Pression manométrique au minimum. Elle réduit l'arrivée d'air et approche son briquet. La flamme prend avec un petit pop grave et se débat, jaune et molle, comme si elle luttait contre son aspiration. La température augmente, degré par degré.

Nous avons sorti deux chaises, des livres et une bouteille d'eau. Elle se lève pour régler la pression, se rassied en me tournant le dos. Je fixe ses épaules, sa nuque et ses cheveux noirs maintenus avec un élastique. J'aimerais en savoir plus sur Elle. Hier, Elle s'est fermée brusquement après que je lui aie adressé un sourire que je croyais complice et qui était peut-être tout simplement niais. Elle s'est réfugiée dans sa chambre comme si Elle en avait assez de jouer la comédie. J'ai réussi à contrôler la panique qui s'est emparée de moi. J'ai pris une revue sur la table du salon en gardant un œil sur la porte. Au bout de deux heures, Elle est revenue, s'est plantée devant moi d'un air de défi amusé : « *Et alors ! On ne peut pas sourire tout le temps, non ?* »

L'expérience du feu est une expérience du temps, une expérience des heures, des minutes, des secondes et des dixièmes de secondes. Le corps doit s'habituer à la force de l'immobile. Les muscles doivent se taire. L'esprit doit se fondre dans la pensée. Les doutes doivent se dissoudre dans la durée.

La montée en température est lente. Le risque de casse est important. L'humidité résiduelle de l'argile doit être totalement évaporée avant que la température atteigne 100 degrés, faute de quoi, l'eau contenue dans les pièces se transforme en vapeur et les fait exploser.

À treize heures, le thermomètre indique 390 degrés. Nous n'avons vu personne depuis le matin. Elle demande si j'ai faim, monte chercher du pain, des olives et des fruits. Nous installons une petite table au soleil. Nous mangeons en silence. De la rue nous parviennent des cris d'enfants. Puis le silence revient. Elle remonte faire un café.

15 heures. 573 degrés. Nous entrons dans une nouvelle zone de fragilité. Le point quartz. La structure moléculaire de l'argile se transforme. Enfin, à 600 degrés, il n'y a plus de danger. Elle peut pousser la pression à 3 bars. Une flèche bleue plonge dans le four et traverse la carcasse de part en part. La cheminée crache une flamme hurlante et argentée. Le brûleur, au maximum de sa puissance, émet un souffle continu d'enfer. Le ronflement envahit la cour. En se mettant de travers au-dessus de l'œil incandescent, on distingue les formes rougies de la terre en fusion.

À 800 degrés, le rouge vire au blanc en émettant une lumière aveuglante. Le dispositif commence à montrer ses limites. Elle déplace le brûleur de quelques millimètres, espère quelques degrés de plus. Une heure plus tard, l'afficheur finit par se bloquer sur 918 degrés. Elle attend encore vingt minutes ; se décide enfin à couper le gaz. Le ronflement s'arrête.

C'est la fin de l'après-midi. Nous sommes silencieux devant la masse noire comme devant une bombe tombée du ciel. Elle me désigne les gants, la bassine de sciure et des pinces longues. Nous saisissons le couvercle et découvrons la gueule de feu. 900 degrés de masse incandescente qui se fracasse contre l'air ambiant comme un magma capable d'embraser la ville entière.

J'approche de l'enfer. Je sens la chaleur au travers des gants. Mes mains ne brûlent pas comme je le redoutais. Je plonge les pinces à l'aveugle dans la fournaise, fouille, heurte une céramique au hasard et l'agrippe en serrant de toutes mes forces. Je soulève ma prise à bout de bras avec la peur de casser ou de lâcher. Un astre lumineux s'élève hors de la gueule béante. Il décrit un arc incandescent. Je dépose la pièce, ou plutôt je la lâche dans la bassine de sciure qui prend feu instantanément. Elle jette une planche sur la bassine. Une fumée épaisse et âcre envahit la cour. Nous reculons en toussant.

Quand la fumée se dissipe, j'extrais les autres pièces du four, les plonge une à une dans la sciure, puis dans la bassine d'eau froide. Le choc thermique provoque le craquellement typique du raku. Le carbone contenu dans les fumées pénètre les craquelures et donne à la pièce cet aspect unique de la cuisson heureuse. Au bout de quelques minutes, Elle sort la plus épaisse des sculptures, frotte pour enlever les cendres. C'est le moment de vérité, mais au lieu du beau craquelé blanc attendu, c'est un gris métallique auquel je tente de trouver une forme de beauté. J'ai tort. Face à l'échec, parler est une erreur.

À la fin de la semaine, nous visitons une maison à la limite d'Orléans et de Saint-Jean de Braye.

À 100 mètres, coule la Loire.

Elle aime tout ce qui fait le quotidien de la vie à deux. La chambre au réveil, le lit défait, le café à la table du petit déjeuner, le partage de la salle de bain, le canapé du salon, le désordre de l'atelier. Elle aime le marché du quai du Roy, les rangées de platanes jusqu'à la Loire, le Lidl d'en face et ses produits bon marché. Elle aime la pluie qui bat la chaussée, les jours qui se répètent, les bruits familiers, le jardin où Elle reste assise à scruter le ciel pendant des heures. Elle aime tous les lieux dans et hors de la maison où une idée lui vient sans prévenir.

La Loire coule à cent mètres. Le centre historique se trouve à quinze minutes à pied. En amont, le canal séparé par une digue réputée fragile mène à Combleux. Nous prenons l'habitude de venir tous les jours ou presque entendre clapoter les vagues, observer les crues, les décrues qui laissent de longs filets de sable couleur croûte de pain à découvert. Nous respirons l'odeur fade des rives. Nous nous baignons dans la même lumière que les peintres. Vers Bou, le sentier se rétrécit et passe si près du fleuve qu'il faut se tenir pour ne pas finir à l'eau. Quand il fait beau, qu'elle nous croit seuls, Elle se met à genoux. Quand il pleut – il pleut souvent – la bande de terre empierrée au milieu du fleuve est totalement inondée. Nous nous étonnons de voir les arbres émerger de l'eau comme des géants et résister à la poussée inlassable des courants qui charrient toutes sortes de boues, de déchets, de troncs et de bois flottés.

À Montbard, Elle avait mis l'argile entre mes mains, pour que j'en éprouve la plasticité, mais avant tout, Elle voulait que je comprenne la beauté du corps féminin comme elle la voyait. Pas la beauté contemporaine et prévisible d'un monde narcissique qui s'expose pour mieux s'aimer, pas la beauté des corps aux proportions parfaites, mais la beauté du corps nourri au lait de la volupté et de l'existence pleine, la beauté de la courtisane qui sait que la mort sépare les amants, la beauté augmentée de la femme qui a porté l'enfant, la beauté de la seconde vie des mères.

Être mon professeur lui plaît infiniment. Quand je ne saisis pas un détail d'anatomie, un mouvement ou une posture, Elle se pose face à moi, relève son pull, se redresse et fait pointer ses seins.

« Tu vois ? Regarde comment c'est fait. »

Elle baisse son pantalon, passe la main sur son ventre, entrebâille sa petite culotte. « Regarde ! »

Le premier jour, Elle avait observé les préliminaires du modelage sur l'arrondi des fesses. Tout à coup, Elle s'était levée, avait pris mes mains pleines d'argile et les avait glissées sous son chemisier. Nous sommes restés enfermés deux jours sans sortir autrement que pour une visite de l'abbaye de Fontenay toute proche et d'un dîner en ville, et encore était-ce parce que j'avais déclaré que j'étais affamé et que je ne pourrais plus rien faire et encore moins la satisfaire si j'étais privé de nourriture terrestre tout le week-end.

La céramique est son deuxième espace de vie, peut-être le premier. Elle en partage les techniques, sans rien garder, mais non sans crainte d'en être dépossédée. Elle livre son sens du beau avec l'idée d'effacer de mon esprit tous les sens du beau que la fréquentation d'une autre aurait pu y laisser. Elle n'aime pas l'art contemporain. Je lui ai, selon Elle, consacré trop d'attention. Elle me soupçonne d'avoir cédé à son idéologie. Elle craint qu'il n'ait perverti mon jugement et m'ait converti à sa décadence. Elle ne reconnaît la perfection du beau que dans la Renaissance italienne. Mon idée depuis le début est qu'elle se reconnaît surtout dans son ordre et dans sa fascinante violence.

Derrière la porte de son atelier, je l'entends battre la terre. Elle devine ma présence, pousse des petits cris d'effort jusqu'à ce que j'entrebâille la porte. Elle porte toujours un pantalon kaki trop large et un T-shirt largement échancré. Elle esquisse un sourire. Elle a ses gestes à elle, acquis avec le temps et dont je ne me lasse pas, comme cette manière de repousser ses lunettes avec un petit haussement de sourcil et un froncement de nez. Il y a aussi sa manière de passer le dos de la main sur l'aile du nez et le front, ce qui a immanquablement pour effet de les maculer de terre. Quand Elle exécute certains détails, Elle mouille son doigt plein d'argile avec sa salive plutôt que de le tremper dans le bol d'eau sur la table. Je ne peux pas m'empêcher de suivre le trajet de l'index à ses lèvres et je sens, comme si c'était la mienne, le kaolin glisser sur sa langue. Je sens le grain de l'argile se mêler à sa salive, se répandre entre ses dents et au fond de sa gorge, comme si c'était ma salive, ma gorge et mes dents. La terre roule au fond de mon gosier et je déglutis en faisant la grimace. Elle éclate de rire. Je suis capable d'identifier au moins trois manières d'aimer que j'associe aux mots corps, esprit et reconnaissance.

Au marché, Elle achète un canard vivant, lui confectionne un abri de cagettes et de cartons et lui remplit une grande bassine d'eau. Elle lui trouve toutes sortes de graines, de riz, de blé, de maïs et d'avoine, mais le canard peu reconnaissant ne tarde pas à prendre la porte. Nous faisons tous les commerçants du quartier dans l'espoir que l'un d'entre eux l'ait vu passer devant sa porte.

Un mois plus tard, un second canard à qui on avait pourtant coupé les ailes finit sur le toit de la maison voisine. Elle est chez sa mère à Roanne. Le canard refuse de redescendre, et la nourriture qui d'ordinaire lui plaît. Le soir, la voisine frappe à la porte. La volaille m'attend sur le trottoir. Nous sommes cinq du voisinage à l'acculer devant la porte. Affolé, le canard prend son envol. J'ai juste le temps de baisser la tête pour éviter la collision. Il frôle mon crâne, passe au-dessus des voitures, traverse la rue et disparaît derrière les immeubles d'en face. Parfois, le dimanche, Elle croit le reconnaître parmi ses congénères au milieu du fleuve, mais l'ingrat ne semble guère se soucier de l'être humain qui l'appelle sur la rive.

Un petit groupe d'amateurs se réunit une fois par mois à la maison pour des séances de nus. De jeunes étudiantes, plus rarement des étudiants, servent de modèles, disparaissent dans la salle de bain et redescendent dans sa robe de chambre. Elles abandonnent le vêtement et prennent leur pose de vingt minutes sur une couverture, une chaise ou le canapé. Je m'étonne de la rapidité avec laquelle je fais abstraction de la nudité pour ne plus penser qu'au dessin, mais son œil n'est pas tranquille. Elle me surveille.

Le désir est une puissance électrique dont les corps se chargent et se libèrent dans le coït. Tout dépend de la puissance accumulée et la manière dont elle se libère. Si, pour une raison quelconque, la charge échappe à notre contrôle, si les électrons s'affolent, si les polarités s'inversent, alors nous nous retrouvons, comme au passage du millénaire, dans une terrifiante absence de l'autre qui peut faire se fissurer d'un seul coup le socle de notre entente.

Colère. Larmes. Désespoir.

À l'automne, Elle pense le moment venu de raconter l'agression pédophile dont elle a été victime, enfant. Le viol de sa conscience de petite fille, le jour où un homme l'invite à monter dans sa voiture pour lui montrer son sexe. Elle a dix ans. Elle rentre de l'école, sautille sur le trottoir dans le 8ème arrondissement. Une voiture s'arrête à sa hauteur. Le conducteur l'interpelle et ouvre la portière-passager. Elle pense qu'il est perdu, qu'il cherche une adresse dans le quartier, veut l'aider. Elle s'approche, pose la main sur la portière, avance la tête. Elle est stoppée dans son mouvement par ce détail qui cloche, quelque chose dans son angle de vision entre le volant et le levier de vitesse que son esprit tarde à identifier. Quinze centimètres de chair dressée qui sortent du pantalon. Quinze centimètres de chair rose dont Elle ne parvient pas à détacher le regard et que l'homme tient maintenant dans sa main en souriant. « Bêtement », croit-elle se souvenir, bien qu'elle ait oublié le visage de l'homme et le modèle de la voiture qu'il conduisait. « *Il souriait bêtement avec ses dents.* » Ses yeux font l'aller-retour entre le sourire affreux et l'appendice de chair, qui provoquent en Elle une fascination qu'elle ne comprend pas. Elle parvient à fuir. Son esprit refoule les images de l'agression dans un coin de sa mémoire, d'où elles ne ressortiront qu'au moment de l'analyse vingt ans plus tard. Un trottoir parisien, une voiture, un bout de chair rose, une course à perdre haleine dans les rues de Paris. Il ne fait aucun doute pourtant que ces images continuent de travailler son inconscient pendant les années que durera le refoulement. Il ne fait pas davantage de doute pour Elle qu'elles déterminent la source désormais assumée de son plaisir sexuel. Le sadomasochisme dont Elle cherchera plus tard à explorer les possibilités dans des cercles réputés fermés. « Pas si fermés que ça ! Une fois dans le milieu, c'était facile. J'ai accepté d'avoir mal. Très mal. »

J'essaie de l'imaginer entre les mains d'hommes en train d'abuser de son corps et de lui faire subir toutes sortes de sévices, mais il s'avère vite que je ne sais pas quoi faire de sa révélation.

Avec le temps, Elle efface l'agression de la voiture de sa mémoire. À 18 ans, Elle rencontre l'homme qui devient le père de son enfant. Ils forment un beau couple, atypique, lui enseignant, Elle étudiante aux Beaux-Arts, mariée, mère à 20 ans. Elle part en cours, son bébé dans les bras. Dans un monde entièrement tourné vers la révolution sociale des années 70, le féminisme sans concession, Elle fait figure de pauvre fille. Ça a forgé son caractère et entraîné une inaltérable méfiance envers cette gauche hautaine et donneuse de leçons qui est, alors, la seule gauche qui vaut.

Les images de l'agresseur pédophile et de son sourire affreux refont surface au cours de son analyse. Elle prend conscience de l'absence de plaisir dans ses rapports avec son mari. Elle choisit de le quitter pour aller à la quête de la jouissance pure, puisqu'elle en connaît maintenant la source. La suite la fait renier le milieu du plaisir extrême et son idéologie supposée qu'elle rend aujourd'hui responsables de son état. Elle confond idéologie de gauche et liberté sexuelle, pensée libertaire et pensée libertine.

Souvent je la retrouve dans la cour. Elle contemple le ciel, s'émerveille de la composition, des lignes qui le traversent, de toutes les nuances de bleu qu'elle y voit. Elle remplit son carnet de croquis, lève la tête, plisse les yeux. « Ne bouge plus », et commence un des trop rares portraits que j'ai gardés. Elle me tend le dessin. Je découvre un homme aux traits mongols.

Un jour d'automne, nous marchons dans la forêt. Nous tombons sur les ruines d'un hameau dont il ne reste qu'un amas de pierres humides et moussues. « C'est ici que je finirai mon parcours, à l'heure qui sera la mienne et avant que la médecine décide pour moi. Mon corps, mangé par les vers, se décomposera et se mêlera au sable, à l'humus et à la terre d'où il vient. » Elle n'envisage pas la fin en hiver et n'a aucune certitude sur l'existence d'une vie après la mort – l'éducation religieuse et la foi sont deux choses différentes – mais un au-delà ne lui est pas moins concevable que le monde matériel dans lequel nous vivons. Elle lève les yeux, hésite. « Rien n'est plus inconcevable que la vie, la terre sous nos pieds, l'air dont nous emplissons nos poumons, la forêt qui nous entoure, les arbres dont nous touchons l'écorce. Rien ne fait plus mystère que l'univers, rien n'est moins explicable que ce qui est. Rien ne peut moins se réduire en concept que l'existence de l'existence. Et pourtant, nous éprouvons tous les jours l'extraordinaire des choses. Voir, entendre, toucher, sentir, respirer. En quoi le contraire de l'existence serait-il moins concevable que l'existence elle-même ? En quoi ce qui n'est pas serait moins envisageable que ce qui est... » Elle s'arrête comme si elle était prise en défaut de faire des phrases, me regarde. Je ne veux pas dire le sentiment.

À la plage, Elle me voit poser nos affaires à côté de celles d'une inconnue, une femme seule à qui je fais signe pendant qu'elle sort les livres et les nattes du panier. Je pense agir discrètement, mais un instinct quasi pathologique fait que rien ne lui échappe. Elle est traversée par la douleur familière de la trahison, mais finit de sortir les affaires du panier. Elle s'assied sur sa natte. Plusieurs fois, l'inconnue se lève, va se rafraîchir dans la mer et revient en balançant des hanches. Le tissu de son maillot mouillé moule son sexe. Des gouttes d'eau ruissellent sur ses cuisses. Elle prend son temps pour s'allonger en rapprochant sa serviette de la mienne. À distance calculée. Je n'ai qu'à attendre le moment propice pour dessiner mon numéro de téléphone sur le sable. Le soleil cogne et les heures défilent.

Plus tard, sur le front de mer, bien après que la plage se soit vidée de ses vacanciers, un mur de feu se dresse entre nous. Elle a tout vu. Les allers-retours de l'inconnue, le mouvement sexuel de son bassin, le balancement de son corps, ses mines, mon numéro de téléphone sur le sable et mon érection visible ! Oui ! mon érection visible sur toute la plage. De nouvelles failles s'ouvrent. J'aperçois des lézardes hurlantes avec lesquelles je ne sais pas comment nous pourrions vivre.

Il est trop tard pour revenir en arrière, retrouver ceux de Colmar avec qui je faisais de la musique, Hélène avec qui je continuais d'entretenir une proximité idéologique. Elle marche à côté de moi en silence. La plage est vide. Le gâchis est immense. La haine n'est pas loin.

Pour quelles raisons un homme en arrive-t-il à préférer la disparition de celle qu'il a aimée à son remplacement par une autre. Pourquoi ne lui semble-t-il pas possible de reconstruire son existence ailleurs ? Pourquoi renonce-t-il ? Pour quelles raisons la vie s'arrête-t-elle sur un échec ? Pour quelle raison est-il incapable d'oublier ? Pour quelle raison a-t-il tant besoin de savoir l'autre morte pour se sentir libre de refaire sa vie ?

La nuit est plus chaude que le jour. La violence emplit l'espace. Nous nous jetons l'un sur l'autre. C'est une lutte. Il faut se faire mal et prendre ce qu'on peut prendre si demain explose. Les draps mouillés finissent par se déchirer. Les lambeaux en bandes font des liens qui nous tiennent l'un contre l'autre. Les mains glissent. La jouissance ne vient pas. Les corps s'obstinent. La sueur perle. Des gouttes tombent sur Elle et font une flaque entre nous qui se mêle aux fluides et aux sécrétions amoureuses. Il flotte une odeur délicieuse de sexe qui rend fou. Je murmure à son oreille.

« Je t'aime.

- Ça veut dire quoi je t'aime ? Ça ne veut rien dire. »

La femme sans qualités m'avait prévenu. « Elle est psy ! » Je ne sais plus où j'en suis. Une chose est sûre. Plus le désordre mental élève de barrières, plus la folie enfonce son coin dans notre relation, plus je suis déterminé.

Deux jours plus tard, c'est Elle, sur la plage, qui détaille les corps qu'il faut aimer. Elle me montre une mère à l'enfant assise sur ses rondeurs. Je ne comprends pas la beauté qu'elle me désigne.

Devant l'église Saint-Saturnin, à Toulouse, Elle pleure en avouant qu'elle a aussi été contaminée par le virus de l'hépatite C. Elle ignore les circonstances de la contamination. Elle n'a jamais consommé de drogue dure. Je la prends dans mes bras.

Précipitations torrentielles, trombes d'eau et gigantesques flaques sur les routes me rappellent les jeux de caniveaux, les barrages de terre et de boue dans les quartiers de mon enfance. Son père meurt en novembre. La souffrance du deuil conjuguée aux effets psychotropes d'un nouvel antirétroviral emporte tout. Elle me supplie de la faire interner. Je refuse. Son visage se tord de douleur. Sa bouche s'ouvre pour laisser passer… rien, du vide. Un filet de bave pend. Son corps se ferme. Sa respiration se bloque. Elle suffoque. Le temps s'arrête. L'air finit par s'engouffrer dans sa poitrine en lui arrachant un grand cri. J'essuie la bave. Je prends sa tête entre mes mains. « Reviens ! »

Ma compassion lui demande trop d'effort. Elle me préférerait absent, brutal ou indifférent. À la fin du mois, Elle n'a plus de larmes. En janvier, ses yeux ont définitivement perdu leurs contours. Je crois tenir le coup. Je ne sais pas à quel point je puise dans mes réserves.

En mars, j'achète une moto pour me rendre au travail. Le premier week-end de mai, nous roulons jusqu'à Bou. Elle a peur. J'accélère. Ses bras s'enroulent autour de moi. Je l'entends rire dans mon dos. Je me retiens de pleurer.

L'été sur une plage au Portugal, je fais attention de ne pas poser ma serviette à côté de n'importe qui.

À Pigalle, nous passons devant un peep-show. « Allons demander les tarifs ! » Nous faisons les fonds de poches. On nous installe sur un banc recouvert d'un tissu de similicuir noir dans une pièce minuscule. Une bombasse siliconée entame un strip-tease. La situation échappe à la bombasse quand sa main à Elle s'introduit dans mon pantalon.

Prison

Un jour, je commets l'erreur d'être en désaccord avec Elle sur le sort à réserver à un collègue accusé d'attouchement par une de ses élèves. Ni Elle, ni moi ne connaissons l'homme, mais Elle l'a d'emblée déclaré coupable. « Il doit pourrir en prison ». Sa bouche se déforme. Elle dit « prison » comme on dit « cachot », « trou », « oubliette ». Je refuse de siéger dans son tribunal.

« Mais s'il est innocent ? »

Elle s'emporte.

« Innocent ? Mais de quelle innocence parles-tu ? De l'innocence de l'homme ou de celle de sa victime ? L'innocence du prédateur ou l'innocence de la proie ? Accorderais-tu davantage de crédit à la parole du pédophile qu'à celle de l'adolescente qui l'accuse ? Vers qui vont tes sentiments ? Vers qui va ta compassion ? »

Elle me regarde droit dans les yeux.

« Et puis, s'il est innocent, tant pis pour lui ! Mieux vaut un innocent en prison qu'un coupable en liberté. »

Toute la haine qu'elle éprouve pour l'accusé se reporte maintenant sur moi. Ce que je dois bien me mettre dans le crâne, c'est qu'elle n'a que faire des principes du droit et du fatras idéologique qui me tient lieu de pensée. L'innocence des hommes n'existe pas. Seule compte l'innocence des victimes. Le camp des justes n'est pas celui que je crois, par naïveté, ou pire, par impuissance. Le camp des justes est celui qui a le courage de la violence extrême. Mes arguties droit-de-l'hommistes ne témoignent que de cette faiblesse et de cette complaisance méprisable avec le crime propre aux gens de gauche.

Elle me hait, moi et mes tergiversations, moi et mes principes, mon droit et ma présomption d'innocence. Elle me hait, moi l'idéologue qui fait des phrases, qui théorise le bien et le mal et argumente comme un homme qui pense au lieu de souffrir avec. Mais si j'accepte le don qu'elle me fait de ses révélations, si j'accepte le don, quasi religieux, qu'elle me fait de son corps, je dois accepter son ordre du monde, son amour sans mot et ses haines aussi indissociables que la vie l'est de la mort.

Je me lève et sors en claquant la porte. Il fait nuit. Un vent glacé souffle. J'ignore les filles sur le trottoir qui me regardent sortir en chemise en rigolant. Je me dirige vers la Loire. Le fleuve d'argile est gonflé. Le courant charrie toute sorte d'objets flottés et de mousses suspectes. Les lumières de la rive sud se reflètent sur l'eau. L'ombre des grands arbres se dresse au milieu du fleuve.

Toutes ses colères sont des colères de classe. Toutes ses postures relèvent des valeurs de la bourgeoisie parisienne catholique de droite dans laquelle Elle a grandi. L'ordre, la Légion, la religion, des mots saturés d'intolérance, des idées frappées au coin d'un bon sens bon marché, une pensée qui ne connaît de droit que celui du plus fort. Tout ce qui la constitue, la submerge et la dépasse et qui est définitivement inconciliable avec ce qui me constitue et me dépasse.

Une heure plus tard, au petit pont, sa silhouette se détache dans la lumière du réverbère. Nous nous retrouvons face à face dans l'obscurité. Je tremble de froid. Elle passe son bras autour de mes épaules. Nous rentrons en silence. Dans la chambre, Elle retire ses vêtements. Je saisis la ceinture de mon pantalon. Mais au lieu de faire claquer le cuir sur sa peau, je la laisse mollement retomber sur ses fesses. Je ne sais pas jouer avec la douleur.

Quand tout s'apaise enfin, Elle pose la tête sur l'oreiller. Elle disserte sur la soumission des femmes et se prétend elle-même de nature soumise. Un peu plus tard, Elle avoue ne rien savoir de l'idéologie de gauche.

Sauce tomate

Son atelier aussi sait parler. Sur les étagères traînent deux séries de sculptures qui datent de l'époque où la toxicité des traitements était telle qu'après la prise, quand la concentration de molécules dans son sang était au maximum, les douleurs neuropathiques lui interdisaient tout mouvement. Elle s'était crue condamnée à vivre à moitié paralysée jusqu'à la fin de ses jours. Elle bénéficiait de quelques heures de répit en fin d'après-midi, qu'elle consacrait entièrement à la céramique. Aujourd'hui, Elle tient ces réalisations pour des essais sans importance, mais pour qui sait les regarder, ses premières œuvres constituent le véritable musée de ses douleurs.

Corps sans trajectoire, corps sans passé, corps sans avenir, corps figés dans un temps arrêté auxquels seul le relief anatomique d'un sein, d'un ventre gothique ou d'un bras donne forme. Les figures se dégagent de blocs de terre selon une technique proche du bas-relief. Un fin travail de textures, de pointillés et de lignes les emprisonne irrémédiablement. Leur beauté bleue est inutile, leur précieuse intelligence de la vie est perdue à jamais. Elles sont hors du temps, hors du monde dont elles laissent le cours furieux aller sans elles.

En face, dans les rayonnages, les regardant, leurs sœurs, leurs doubles, leurs contraires, toutes en rondeurs, en courbes, en harmonies généreuses et en douceur maternelle. Bras et bouches ouverts, tête renversée, elles affichent une émotion qu'on pourrait à première vue prendre pour de la jouissance, mais qui n'est qu'un repli, comme après une morsure, un coup porté au ventre ou au cœur. Elles encaissent.

Morsure avant la douleur. Ça fait longtemps que ces premières céramiques ne retiennent plus son attention. Je suis seul à voir ce dont elles témoignent : la collision qui survient dans la lumière ou le noir des choses, quand les bras sont ouverts et qu'on croit aimer.

Trahison à fleur de son histoire. Trahison de l'homme brûlé qui, en toute conscience, a répandu son sperme dans son ventre autant de fois qu'il a été nécessaire pour transmettre le virus et anéantir ce qui lui restait de confiance et de certitudes. Elle fréquentait alors ce milieu qu'elle dit être de gauche, mais qui n'était que bourgeois et auquel Elle n'a jamais pardonné sa propre faute. Elle avait frissonné devant le physique de l'homme brûlé. Elle avait éprouvé du désir pour lui qui avait traversé le feu et qui était revenu, défiguré, mais vivant, du monde des morts. L'idée lui était venue de soumettre son corps à sa fascinante laideur.

Mai : je tombe sur un carnet de croquis. Quelques pages de dessins, des encres aux traits vifs, des fusains parmi lesquels plusieurs portraits de moi dans le jardin. Debout, de face, de profil, à genoux. Un nu massif avec un corps comme celui d'un taureau, le sexe solidement ancré au bas du ventre. Entre deux dessins, des textes plus ou moins énigmatiques, écrits à l'encre noire. Le 28 avril, Elle écrit « *C'est fini. Les médias ne parlent plus de guerre. On cherche un autre sujet* ». Qui est ce *on* ? S'agit-il de nous ou des médias en quête de sensationnel ? Le *sujet* est-il notre prochain objet de discorde ou celui sur lequel la presse s'acharnera bientôt ?

Le 12 avril, Elle dit comment le désir lui vient soudain à table et scelle une réconciliation de courte durée.

Plus loin, le 3 mai, « *En rentrant de voir maman, il m'a dit que j'étais schizo. C'est pas terrible ça !...* »

Le 8 mai, « *Sortir de ce combat avec cet homme... Je ne veux plus voir son agressivité...* » Je n'ai plus de nom. Je ne suis plus que *cet homme*, un étranger contre qui Elle n'a d'autre choix que de mener un combat sans merci pour survivre.

Le 10 mai, la contemplation de l'arbre, la couleur du ciel, la perfection d'une feuille lui font oublier notre dispute du matin, le spectacle de la végétation referme la plaie et me fait disparaître. Elle est éblouie par la lumière du jour, elle plonge entre les feuilles. L'eau la baigne. La nature est là pour la ramener à la vie. L'inquiétude de ce qu'on est ou pas. Elle n'a besoin de personne pour aimer.

Pour qu'un homme ne trahisse pas, il doit maîtriser le feu qu'il tient entre les mains. Je me demande aujourd'hui si la trahison tant redoutée n'a pas été le seul moyen pour Elle d'échapper à une relation qu'elle ressentait toxique et au cercle vicieux des reproches et des disputes quotidiennes. Je me demande si la trahison n'était pas le moyen de se libérer en se libérant de moi. Si la trahison ne venait pas d'elle-même. N'était-il pas alors dans l'ordre des choses de la provoquer ? Si Elle parvenait à rendre la trahison inévitable, si c'était moi qui m'en rendais coupable, tout irait dans un sens qu'elle aurait choisi, Elle, non ?

Quelques semaines avant la rupture, après une énième provocation de sa part, je hurlais « à quoi rime un couple sans confiance ? »

Elle avait ricané.

« Mais tu n'as rien compris, Dietrich, ça n'a rien à voir avec la confiance. Si je suis là, si nous sommes là tous les deux, c'est parce que nous sommes porteurs du virus du sida. Le sida, tu connais bien, malgré ton obstination ridicule à ne pas le nommer. La sérologie, c'est la seule raison de notre couple. »

Ainsi, la seule chose qui nous liait depuis la gare de l'Est, c'était le virus, l'occupant, le monstre en nous, la part haïssable de notre identité. Trois ans après notre rencontre, nous n'étions rien de plus que deux sérologies en guerre. D'un seul coup, j'avais pris mon assiette et je l'avais jetée de toutes mes forces dans sa direction. L'assiette avait manqué sa cible. Elle était passée au-dessus de sa tête et s'était brisée contre le mur. Des giclées de sauce avaient éclaboussé la tapisserie et les débris étaient retombés au sol avec un tintement de foire. Au dernier roulement sonore, Elle avait relevé la tête. Une longue traînée rouge maculait le mur derrière elle. Elle avait une expression de crainte et de satisfaction mêlées. Elle s'est levée, s'est approchée de moi en tenant les pans de son chemisier écartés.

Deuxième cahier

COMMUNAUTE

Aliénation

1er mars 2004, 23 heures. Silence. Je n'ai pas sommeil. J'ai pris mon cocktail de médicaments, Elyséa, substentia à une heure avancée de la nuit. Je fouille dans mes disques. Mes doigts s'arrêtent sur les lieder de Schubert par Anne Sofie Von Otter. Je glisse le CD dans le lecteur, m'installe sur mon vieux canapé de cuir avec mon livre, La Panne de Dürrenmatt. Les premières notes de Romanze s'élèvent.

Je lis. Je lis comme si mon esprit était en paix, comme si Elle dormait à l'étage. Je lis en prêtant une oreille distraite à la musique et en faisant semblant de croire qu'elle reste une amie, une compagne, une servante. Je lis comme si cette phrase souvent entendue : « Toi, tu possèdes la musique ! » pouvait me la rendre fidèle toujours et suffisamment domestique pour pouvoir l'oublier un livre à la main. Je lis, mais les mots de Dürrenmatt ne prennent pas de sens. La voiture du voyageur de commerce Alfredo Traps ne cesse de s'arrêter au pied du même coteau. Il fait chaud sous les combles.

La musique de Schubert tourne dans la pièce comme un vent dans le désert. La voix de Von Otter assèche l'air.

Personne ne dort à l'étage. Un soir de mai dernier, son frère avait appelé. Sa mère avait fait un malaise. Elle devait se rendre à Roanne sans tarder.

Quand le bruit de moteur de sa voiture s'est tu, que le silence de la maison a été total et que j'ai eu la certitude qu'elle était loin, je me suis précipité dans la chambre. J'ai jeté quelques affaires dans une valise. Mes mains tremblaient comme celles d'un voleur. J'ai pris mes clés, ma veste. Je suis sorti sous le regard indifférent des filles sur le trottoir. J'ai sauté dans la voiture. Je me suis enfermé dans les vingt mètres carrés du studio dont je venais de faire l'acquisition – pourquoi donc avais-je acheté ce studio ? – et j'ai attendu que passent la honte et la douleur. Depuis, les tremblements n'ont pas cessé. La plus grande partie de la musique se refuse à moi et le sens des choses.

Ça commence toujours par une sorte d'agacement, une contrariété qui prend l'attention en défaut, fait perdre le fil, recommencer une phrase et lever la tête. Je n'aime pas la configuration de cette pièce. Elle est comme une boîte écrasée. Le pan de mur menace de me tomber dessus. La musique se précipite comme l'eau dans un siphon. L'orchestre est trop vif avec le déroulement continu de ces croches, ces accents et ces crescendi. La voix de mezzo d'Anne Sofie von Otter est exagérément expressive ; oui, c'est ça ! Exagérément expressive. Son vibrato est trop prononcé. De Schubert, elle ne fait qu'exploiter le moindre détail d'écriture au profit de son éloquence exagérée. Derrière leur apparente délicatesse, les lieder n'en finissent pas de fouiller les ténèbres.

Après ma fuite de la maison de la rue Joules, j'ai connu un moment de répit, mais je n'ai pas tardé à comprendre que je me retrouvais à une sorte de case départ, réfugié dans le studio que j'avais acheté au deuxième étage d'un petit immeuble près de la gare. J'avais commencé des travaux de rénovation deux semaines auparavant. L'évier de la cuisine et la baignoire étaient démontés. L'eau coulait dans des bassines. La salle de bain servait de dépôt. Dans l'unique pièce à vivre, deux mètres carrés de carrelage étaient posés. J'y avais jeté un matelas de fortune. Une valise faisait office d'armoire. Le reste était entassé dans un coin. Sans table ni chaise, je mangeais à même le sol, dans la poussière du chantier, des sandwichs et des plats achetés à l'épicerie du coin que je faisais réchauffer au micro-ondes. Je buvais de la bière. Mon voisin rentrait tard, passait à la salle de bain et se couchait sans tarder. J'entendais sa respiration derrière la cloison, ses raclements de gorge, ses mouvements dans son lit. Le matin, je me réveillais à la sonnerie de son réveil. Je suivais ses déplacements dans son studio, copie exacte du mien, jusqu'à son départ pour le travail. Je me sentais seul. Je n'étais pas très frais quand je partais pour le collège.

Les travaux terminés, je me suis empressé de vendre le studio à un couple âgé qui voulait investir dans la pierre et j'ai loué un deux-pièces sous les combles au quai Barentin. On était en juillet. La température grimpait. Grâce aux nouvelles technologies, la communauté se libérait peu à peu de la tutelle des associations qui n'offraient toujours qu'un statut de militant ou de victime – on ne se reconstruit pas sur un statut de victime – un réseau d'échange et de rencontre indépendant était en train de naître avec les premiers sites indépendants d'expression de la sérologie. Les forums fourmillaient de témoignages. Tous les aspects de la vie avec le virus y étaient débattus, l'annonce faite aux proches, l'annonce faite à l'être aimé, l'annonce faite à un ou une inconnue, l'effet des traitements sur le métabolisme, la transformation du corps, la répartition des graisses, l'amaigrissement du visage, les stigmates de la maladie, la peur de la mort, la solitude, le désir, l'absence de désir, le sens qu'on prêtait à une existence à la marge. Tout était objet de discussions qui permettaient autant de trouver des mots à mettre sur ses douleurs, que des interlocuteurs à qui les adresser, des personnes à séduire, à aimer ou à haïr. Une nouvelle aliénation se profilait. Quelque chose de neuf arrivait.

Orgasme

Le 13 et 14 juillet 2003 : Je suis témoin d'une sorte d'orgasme collectif dans une ferme perdue quelque part en Dordogne. Répondant à l'appel d'un certain K, une quinzaine de personnes ont débarqué l'après-midi du 13 juillet pour la première rencontre informelle de personnes positives en France. Il y a Crix et sa bosse de bison, une accumulation de graisse sur les épaules qui lui donne un air de gorille et la démarche du bossu de Notre-Dame ; Cats, le premier à ma connaissance à parler de sa séroconversion comme d'une évolution positive ; Call toujours en panne ; Jeanne jamais sans ses plateaux ; Jack, le gay steward emporté trop tôt par une crise cardiaque ; Tidi et son inséparable berger allemand ; Libnan pour qui la communauté est un ensemble de personnes qui se comprennent sans avoir à communiquer sur leur statut sérologique. Nef, en fin de vie à trente-trois ans, Nef dont nous fêterons les quarante ans comme une victoire, Nef qui décide trois ans plus tard d'abandonner le combat et d'accueillir la mort comme une délivrance.

Une vieille 4 L déboule dans la cour. « C'est Deal ! » La jeune femme avec qui plusieurs personnes ont passé la nuit à parler sur les sites sort de la voiture. Elle a les yeux verts d'un ange et un air de mystère qui font succomber au premier instant.

On se retrouve, assis en cercle sous un arbre. Chacun raconte son histoire. Et comme elles se ressemblent, ces histoires ! Comme une seule semble les résumer toutes et comme on y reconnaît la sienne ! Comme on se sent frères et sœurs et comme on a envie de prendre celui qui parle dans les bras. L., la compagne de K., apporte à boire. Sa manière de se déplacer attire le regard. Je comprends que son union avec K. est au point mort.

14 juillet 2003. Au village, les présences deviennent physiques. Des rires s'échangent. Des corps se rapprochent. Des solitudes se brisent. Le simple fait de se regarder est une jouissance. Sous les lampions, des couples se forment. L. gagne la piste. Bras levés, pieds nus, elle tourne sur elle-même avec des pas de danseuse orientale. Elle ondule. Son regard ne me laisse aucun choix. Je me lève. Ses bras se referment sur moi. Son parfum enivre la piste. Sa robe de coton n'arrête rien. L. danse de tout son corps, de ses épaules, de ses mains, de sa poitrine, de son ventre, de ses cuisses, de ses bras qui m'enveloppent, tournent dans l'air et me reviennent. Sa danse est une liberté. Sa danse est un don. C'est la première fois que j'établis une comparaison entre Elle et une femme qui transpire en dansant qui n'est pas défavorable à la seconde.

L. sait et je sais que ce moment est le nôtre, qu'il n'y en aura pas d'autres. Sa poitrine colle à la mienne. Je suis dans son tempo. Je suis dans son mouvement. Je n'ai qu'à me laisser faire malgré les regards mauvais de K. qui aimerait anéantir la danse elle-même. Nous dansons frénétiquement pendant deux heures.

Mais il est tard. La musique s'emballe. Mon esprit s'échauffe. Des questions s'engouffrent. Qui est vraiment L. ? Que vais-je faire d'elle après le sexe ? Que vais-je faire de son errance, de son passé ? Que vais-je faire de son impatience ? Comment vais-je substituer son image à celle d'Une Autre qui m'habite et me hante. Sans savoir pourquoi, je lâche la main de L., qui lève les yeux, scrute mon regard, ne trouve pas ce qu'elle y cherche. Sa déception est terrible. Son corps se détache du mien. Elle quitte la piste et disparait. K. se ressert une bière.

2 mars 2004 15 heures. Rendez-vous avec P. place du Martroi. Depuis qu'il a quitté son poste de professeur de français, P. enchaîne des petits boulots, gardien de nuit, cuisinier, livreur. On le prévient la veille pour le lendemain. On le paye au lance-pierre. P. arrive par la rue Royale. Il a les yeux rouges de quelqu'un qui a pleuré. N., sa compagne pour quelques mois encore, doit le rejoindre avec leur fils G. Nous avons le temps d'aller boire une bière au café Leffe.

P. m'énerve avec ses phrases truffées de citations littéraires et philosophiques. Il se fait des idées sur la solidité de mon esprit. Je me méfie de son amitié. N. arrive avec leur enfant qui joue sur la place. N. me parle de sa flûte traversière. Je la vois nue avec sa flûte.

3 mars 2004, soir. En fouillant dans mes disques, mes doigts se sont arrêtés sur Winterreise de Schubert, mais je renonce à engager le CD dans le lecteur. Je peux entendre la musique sans appuyer sur la touche Play de mon lecteur. Ce qui d'ordinaire conduit à ce geste n'est qu'un réflexe rendu nécessaire par le besoin de traduire l'essence de la musique en matière sonore, l'idée qu'il faut la matérialiser pour la sortir de son abstraction, mais je peux parcourir Gute Nacht à l'intérieur de moi, dépouillé du tourment que lui imposent la voix de Von Otter et le timbre organique des instruments. Je peux entendre le lied sans qu'un seul son soit joué. Je le prive ainsi de sa chair et le rends totalement inoffensif. Aahh ! Je le prive aussi de son sexe et de sa véritable identité.

Le 14 juillet 2003 a été la première rencontre sans objet militant de femmes et d'hommes issus d'une communauté en pleine découverte d'elle-même, une rencontre sans but autre que celui de s'aimer. Une rencontre réelle, sans intermédiaire. Un orgasme collectif. Le 15 juillet, après une nuit sans sommeil, chacun est reparti chez soi. Au moment des adieux K. est glacial, L. ne se montre pas. Crix verse des larmes, Nef des promesses et des larmes, Cats, des embrassades et des larmes. Jac, des larmes. Tous, qui deux jours auparavant n'étaient que des inconnus, se jettent maintenant dans les bras des uns et des autres, retardant le moment de les lâcher, et versent des larmes plus douces que l'eau des rivières. La communauté, c'est cela : le point de fusion, le partage des larmes et de l'indicible.

FABIOLA

4 mars 2004 : 11 heures du matin. Une femme appelle d'Angleterre. Elle s'appelle Fabiola. Cela fait plusieurs semaines que nous dialoguons par messagerie instantanée. Elle se dit persuadée que je suis celui, désigné par une sorte de gourou, qui jouera un rôle important dans sa vie.

Je peux afficher une de ses photos prises en fin d'après-midi sur une plage de Santander, en Espagne, où vivent toujours ses parents. On y voit Fabiola marchant sur la plage et fixant l'appareil qu'on imagine tenu par son amant. Ses traits sont fins, ses pupilles noires, ses sourcils bien dessinés. Elle porte des boucles d'oreilles en or en forme de cœur. Ses cheveux sont ramassés sous un chapeau de paille. Son chemisier blanc est légèrement ouvert sur sa poitrine. Il y a de la légèreté, de la grâce et de la distinction dans son maintien. Un rayon de soleil frappe au coin de ses lèvres. Au fond, la mer se retire en laissant de fines traînées d'algues vertes qui se confondent avec le sable. L'écume et les vagues se rejoignent à l'horizon en une bande d'un bleu intense. La photo est prise dans le mouvement, au moment où Fabiola se tourne vers le photographe à qui elle adresse un sourire, comme une invitation.

Connecté, je ne dois prendre aucune initiative. Fabiola craint que, par mégarde, j'interpelle son mari. Je dois attendre qu'elle se manifeste : *Hello, u're here ?* ou *Yes ? No ?* Ce qu'elle ne manque jamais de faire lorsque nous avons rendez-vous. J'attends le signal de sa présence avant de répondre. Nous n'en sommes plus au stade des préliminaires. Fabiola veut des baisers. *« Kiss me ! Oh kiss me ! Kiss me more. Passionately and hot !* Elle soupire et m'envoie des smileys rouges de plaisir et de confusion. « *Aaahh !* »

« *Do you want to hear my voice, now* ? » Je laisse mon phone number.

Sonnerie. Je décroche: « I'am so pleased to… » Fabiola me coupe la parole dans un anglais enchanté par un fort accent espagnol. « *Don't talk. just kiss me ! be hot ! be passionate. You're hot and passionate, aren't you ?* » Elle s'émerveille de la jeunesse de ma voix. « *You got such a young voice ! Such a young voice !* » Elle halète dans le grave. « *O please, Put your fingers... Inside...Yes ! Oh ! OOOOhhhh* ».

Fabiola est folle, de cette folie douce qui n'engendre aucune violence, mais uniquement du rêve. Elle, dans son appartement londonien, moi, sous mes combles orléanais, savons le prix de la solitude. Nous volons au-dessus des toits.

7 mars 2004. Nuit. Je sais par le réseau que L. a quitté K. Je cherche un pseudonyme derrière lequel elle se serait dissimulée pour revenir à la communauté, mais L. a complètement disparu de la circulation. Personne ne sait où elle se cache. De toute façon, il est trop tard.

Mars 2004. Une jeune femme a mis fin à ses jours en lançant sa voiture contre un arbre une semaine avant le procès en appel qui devait l'opposer à l'homme qu'elle estimait responsable de sa contamination après des rapports non protégés. Le tribunal avait condamné l'individu à six ans de prison ferme en première instance. Il a fait appel, plaidant la responsabilité partagée. Dans un rapport consenti, un seul des deux partenaires ne peut être tenu pour responsable de la transmission du virus. Il appartient à chacun de se protéger. La jeune femme n'a pas eu le courage de se retrouver face à celui qui lui avait caché sa sérologie. Son corps sans vie gisait à quelques mètres de la voiture encastrée dans un arbre. Dans sa main, les gendarmes ont retrouvé la clé du véhicule, qu'elle avait retirée du contact deux secondes avant le choc pour ne pas être tentée d'en reprendre le contrôle. Elle avait 24 ans.

Il n'existe pas, en France, de délit de transmission consciente de la rage des chevaux. La jurisprudence a retenu la qualification *d'administration d'une substance nuisible ayant porté atteinte à l'intégrité physique* passible de 10 ans de prison, que le partenaire ait été prévenu ou non. En l'absence de contamination, le tribunal peut retenir l'atteinte à l'intégrité psychique. La peine encourue est alors de 3 ans. Après le suicide de la jeune femme, des voix s'élèvent contre une jurisprudence jugée trop timide et réclament des peines plus dures à l'encontre de ceux qu'ils voient comme des criminels en puissance.

L'actualité enfonce ses griffes dans le flanc de la douleur. Nombreux sont celles ou ceux qui ont été contaminés par un partenaire, un amant, une maîtresse ou un conjoint resté silencieux sur son statut sérologique. Pour tous, la séroconversion est une trahison. Pourtant, pas un de ceux que j'ai rencontrés n'a fait appel à la justice pour obtenir réparation. La grande majorité entretient un rapport d'incompréhension et/ou de défiance absolue avec les institutions et les lois de la société, comme si la trahison, la lâcheté et les souffrances endurées échappaient définitivement au tribunal des hommes.

Aujourd'hui, les rôles sont inversés. Chacun, dans la communauté, s'est un jour retrouvé face à une personne qui a réveillé son désir d'amour ou, plus simplement, de sexe, et chacun s'est posé la question de l'annonce de son statut sérologique. Dire ou ne pas dire. Dire en jetant un froid glacial et irréparable. Dire au risque de tout perdre. Être tenté de ne pas dire, ou pas tout de suite. Attendre, espérer. Les forums regorgent de contributions sur l'impossibilité de dire, la crainte du refus ou l'envie d'aimer comme ceux qui aiment avec des mots d'écorcheurs. Le silence pèse sur la misère affective et l'insatisfaction sexuelle. Avec la mort tragique de la jeune femme, la question revient au-devant de l'actualité. La communauté est ressentie comme une menace. Les mots prudents des médias dissimulent mal l'idée qu'en son sein se cachent des « salauds ordinaires » prêts à tout pour un instant de plaisir.

P. écrit des chansons douces-amères. Il est défoncé en permanence. Alcool, cannabis, poppers, P. transpire comme un bœuf et ses yeux sont fiévreux. Je ne sais pas comment son organisme tient le coup. Les chansons de P. mettent en scène le rapport compliqué qu'il entretient avec les femmes et le monde. La première fois que je l'ai rencontré en 2000, P. avait écrit en une heure une chanson dont le refrain était « je veux que tu mesures ma colère sur l'échelle de Richter ». P. aime superposer des objets soorpsnores que l'oreille peut identifier et isoler. J'enregistre chez lui des parties de guitare dont les dissonances me viennent du jazz.

8 mars. 11 heures du matin. « Est-ce que tu veux bien venir m'aider à fixer des canisses sur la terrasse ? » C'est Elle. C'est sa voix comme si Elle était là, dans la pièce, avec sa manière à Elle d'attendre le mot juste, le geste juste, la juste réponse que bien sûr je n'ai pas. Silence. J'entends sa respiration au bout du fil et son attente. Je parviens à articuler : « Vendredi ! Je peux venir vendredi. »

« Oui, viens pour midi. On déjeunera ensemble. »

Nous raccrochons. Je me laisse tomber sur le canapé. Il me faut de la musique. Il me faut ce chant capable de retenir le corps de métal qui vient de se loger en moi. Il me faut le glissement pianissimo des archets sur les cordes, le grain de la 5ème de Mahler. Adagietto. Il me faut le mouvement pendulaire de la harpe et ces quatre notes aux violons altos qui, chez tout autre que chez lui, ne seraient que l'expression de l'ordinaire. Quatre notes tendues comme un vol auquel rien ne fait obstacle et qui me font le présent de ce que je ressens.

Je pensais ne jamais la revoir après les semaines terribles d'avril dernier. À la fin du mois d'août, je l'ai croisée sur le chemin de halage. Par hasard. Sa silhouette s'est détachée à quelques mètres devant moi. Elle descendait du pont. Elle venait dans ma direction.

Mon premier réflexe a été de l'éviter, mais il était trop tard. Nous étions l'un sur l'autre. Et puis, je crois la voir esquisser un geste comme si Elle allait se jeter dans mes bras. Il y a une hésitation, un pas de danse, deux mots maladroits. Le soleil de fin d'été nous réchauffe l'esprit et le cœur. Le temps vient de faire un bond en arrière.

Le lendemain, à la même heure, je la retrouve au même endroit. Cette fois, le hasard n'y est pour rien. Le troisième jour, Elle me demande si je veux prendre un café chez elle. Nous sautons dans la voiture. Devant le portail, Elle se tourne vers moi. Je n'ai pas le temps de me demander ce que je fais là, le portail cède comme s'il décidait à notre place. Nous courons sur l'allée gravillonnée, grimpons les marches de la terrasse. Elle introduit la clé dans la serrure. Le loquet claque. Elle pousse la porte. Son couloir devient le couloir des frôlements, des respirations fiévreuses et des mouvements furtifs. Je déboutonne sa chemise. Elle pousse son bassin en avant. Je glisse ma main dans sa petite culotte qui épouse parfaitement les contours de son sexe. Nous nous précipitons dans la chambre.

C'est sa chambre, comme la chambre d'une inconnue qui lui ressemble. Les murs tendus de satin lui ressemblent. Les pastels, les meubles, l'armoire, le chevet lui ressemblent. Le lit, son bois et les draps d'un lin trop rugueux qui frottent sa peau jusqu'à la blesser lui ressemblent. C'est la chambre où Elle a dormi la nuit précédente, la chambre où Elle s'est levée, nue, ce matin, en pensant au soleil sur les bords de Loire et à un presque inconnu qu'elle allait y retrouver. C'est la chambre où Elle s'est habillée ce matin pour que je la déshabille en fin d'après-midi. Elle et son corps, Elle et sa religion, Elle et son chant, Elle et ses fesses qu'elle cache toujours de ses mains en se levant.

Le matin, je me réveille dans l'odeur de ses draps. Je vois le jour par le cadre imprévu de sa fenêtre qui donne sur le parc et laisse filtrer une lumière verte pleine d'été. Elle se lève avant moi et fait couler un café que nous prenons dans la cuisine.

Nos corps ont parlé, mais nous n'avons ni l'un ni l'autre envie de renouer avec les douleurs du passé. Je ne vois personne au chemin de halage les jours suivants, personne au petit pont. Personne à la digue. La Loire est basse. Les bancs de sable affleurent. Le canal traine ses eaux sales. Le silence s'impose à nouveau. L'automne arrivé, puis l'hiver qui fige le souvenir dans le froid.

En janvier, Elle a rappelé au prétexte que sa cousine l'envahissait chez elle. Nous avons passé la nuit chez moi, toutes pensées éteintes. Le lendemain, alors que nous remontions les quais de Loire, serrés l'un contre l'autre, Elle a brusquement lâché mon bras et a traversé la rue sans prévenir. Une voiture a klaxonné. Quelqu'un a crié. Je me suis lancé à sa poursuite. Rue des Charretiers. Rue Muzène. Rue de la Croix de Bois. Rue Notre-Dame, sa silhouette désespérée s'est détachée sur le carré vert d'une porte cochère. J'ai crié son nom.

« Ne t'approche pas, Dietrich. Je te connais ! Tu ferres les femmes comme du poisson. Quand tu les tiens dans ta nasse, tu t'en vas ! »

J'étais abasourdi. De quel Dietrich parlait-elle ? Y avait-il un autre Dietrich que celui avec qui Elle avait passé la nuit ? Un Dietrich double, un Dietrich menteur, un Dietrich manipulateur ? Étais-je ce Dietrich-là ou était-ce un autre qu'elle avait connu ? Moi ou l'autre ? Quel Dietrich étais-je ? Était-ce lui ? Était-ce moi ? Elle a glissé sur le côté, si douloureusement, que je l'ai laissée disparaître.

Deux semaines plus tard, une Eurasienne appelait sur mon portable. Une femme, à Bourges, a eu honte de son corps. Une autre du côté de Chartres s'est mise à pleurer de solitude du fond de sa chambre. Une belle femme d'origine angolaise m'a reçu plusieurs fois dans une petite chambre d'étudiante meublée à Paris. Elle préparait le thé dans la cuisine, revenait s'asseoir sur sa chaise et posait des questions sans fin sur un possible engagement. Elle portait un pantalon ample qui cachait une maigreur qu'elle n'a jamais osé dévoiler.

10 mars, 11h. Mon portable émet la sonnerie des messages. « I got your voice in my ear. »

M.

M. a été la première dont j'ai serré le corps sévèrement touché par la maladie et les traitements. Je suis le premier à qui elle a osé se montrer nue après quatre années de solitude au bout desquelles elle s'est décidée à entreprendre la démarche honteuse de déposer une annonce dans la revue dédiée aux personnes porteuses du virus. Nous avons couché ensemble le premier jour de notre rencontre dans la maison de famille en Bretagne où elle passait ses vacances avec ses nièces.

Nous avons failli ne jamais nous rencontrer. Au mois d'août 2003, j'avais roulé jusqu'à la petite ville des Côtes d'Armor où elle passait ses vacances en compagnie de ses deux nièces. Suivant ses instructions, je me suis garé sur le trottoir après le pont de chemin de fer en haut de la ville. Je suis sorti de la voiture avec mon portable. « Allo ! » a dit sa voix avant que mon portable ne s'éteigne. Plus de batterie. J'ai regardé vers la ville. À gauche, l'enseigne d'un supermarché, plus bas le clocher de l'église et des toits en ardoise ; tous identiques. Au moment où, dépité, je me décidais à remonter dans ma voiture pour rentrer chez moi, une femme est sortie du jardin de la maison devant laquelle je m'étais garé : « Dietrich ? »

À la fin de la soirée, dans le jardin, M. s'est levée pour préparer un thé. J'ai pris sa main. Elle a tendu ses lèvres, m'a entraîné dans la maison. Dans la semi-obscurité de sa chambre, j'ai ôté son débardeur, son pantalon de toile, sa petite culotte. J'ai découvert son corps ; « abîmé », a-t-elle gémi. J'ai baisé ses tempes creuses, caressé le relief inhabituel de ses muscles et de ses veines saillantes. J'ai embrassé ses épaules, ses petits seins fermes. Son pubis bombé était une excroissance entre des cuisses trop maigres. Des veines de marathonien parcouraient ses jambes sans galbe. À l'endroit des fesses manquaient les volumes. M. a mis ses bras nus autour de mon cou. J'ai serré sa carcasse et je l'ai couchée sur le lit. J'ai pris mon sexe d'une dureté incertaine. Je l'ai introduit en elle. Je me suis mis en mouvement. Son corps s'est mis à trembler. Ses cheveux, rejetés en arrière, dévoilaient un grand front soucieux. J'ai plongé mon regard dans le sien, lucide et bleu. Elle a enroulé ses jambes de crucifiée autour de mon bassin. Le tremblement a continué jusqu'à ce que mon sexe glisse hors du sien.

Effort, émotion, douleur ? Le premier rapport a été un échec.

Le lendemain, sur le sentier côtier. Un vent marin avait ramené les températures à la normale. J'ai posé ma main sur son épaule. Elle s'est retournée, surprise par un geste qu'elle n'attendait pas et s'est collée à moi.

La mort seule

12 mars. 11 heures. Le téléphone sonne. Fabiola veut savoir ce que j'ai pensé de notre conversation téléphonique.

12 mars, midi au 321 rue des Moulins. Ma main pousse la grille de métal verte. Je passe l'allée gravillonnée, grimpe les marches.

« Je sors de l'atelier. »

Elle exhibe ses mains, ses doigts élargis en spatules à force de repousser l'argile. « Non, mais t'as vu ces mains !? » Elle agite ses mains devant mon nez comme preuve de son absence de féminité. Montre ses ongles noirs de kaolin en riant. « T'as vu ça ? »

Elle s'efface, me fait entrer. Je passe dans le couloir des frôlements, laisse la chambre des nus à la toile de soie tendue, au mobilier ancien et à la lumière verte à gauche. Elle repasse devant moi et prend l'escalier en colimaçon qui mène à l'étage. Elle porte son vieux pantalon de toile large plein de terre séchée et un T-shirt à manches longues sans couleur et sans forme, qui font de ses mouvements une ondulation. Nous débouchons dans l'atelier, une grande pièce à l'étage, éclairée au nord par des fenêtres en baies. Sur les étagères trônent ses dernières créations, pots sans fond – son invention – à grande face zoomorphe, cache-pots décorés d'angelots rigolards et de figures mythologiques surmontées d'enchevêtrements baroques de feuilles, de baies, de tiges, et de textures de toutes sortes. Ses rakus blancs et bleus sur lesquels Elle travaillait sans aboutir rue Joules sont désormais parfaitement maîtrisés. Elle s'adosse à la table, à côté d'une forme en devenir. Sa poitrine se soulève. Ses seins pointent sous son T-shirt. Elle lève le menton, me toise du regard. Elle n'a nul besoin d'homme pour parvenir à la maîtrise de son art. « Hein ?! »

Sur la terrasse, nous fixons, ou plutôt je fixe les canisses à la rambarde pendant qu'elle joue avec la bobine de fil. Elle parle de ses échanges sur la toile comme d'un jeu rendu nécessaire par le seul virus, un jeu qui, loin de nous libérer, nous ramène à lui. Un certain Nicolas lui envoie des photos du Grand Nord canadien où il vit de la pêche. Si tout se passe bien, Elle partira vivre en mer six mois dans l'année et reviendra occuper son logement ici le reste du temps. Piqué au vif, je raconte les baisers téléphoniques de Fabiola. Nous faisons mine de nous amuser de la situation. Si quelque chose devait arriver maintenant, cela échapperait à notre contrôle.

Devant son ordinateur, dans le tout petit espace de son bureau, Elle note mes explications sur les procédures d'impression dont elle a besoin pour ses cours. Elle se penche vers la ramette de feuilles. Sa tête, ses cheveux relevés en queue de cheval, son épaule passent devant moi. Sa nuque s'arrête à hauteur de mes lèvres. Je ferme les yeux.

Je reconnais son odeur intime. Soudain, je sens sa main s'appuyer sur ma cuisse. Une voix hurle dans ma tête : « Nous ne sommes pas de vieux amis ! »

Je n'ai pas les règles du jeu, règles du fou, règle des distances, règle des désirs. Je perds mon tour. Elle se redresse, saisit sa tasse à café qu'elle porte à ses lèvres, me forçant presque à l'imiter. Son regard est indéchiffrable. Et puis, comme une agression, la radio que je n'entendais pas l'instant d'avant délivre l'info. Émeutes à Haïti, le groupe AZF menace la France d'attentat. Ses commentaires me font détester d'être là. Je devrais jeter ma tasse, me lever et partir, mais je termine mon café avant de prendre congé.

Nuit du 12 mars. Toute la musique n'a pas disparu de ma vie. Il me reste un petit domaine accessible. Pour le conserver, je dois éviter les couleurs orchestrales vives, les sons aigus, les sonorités de cuivres, les stridences et les percussions. Je dois sauter les *tempi* vifs, les *ostinati* rythmiques, les *forte*, les *crescendi,* les contrastes dynamiques, et m'interdire les développements surdimensionnés, la musique romantique ou contemporaine qui fait naître en moi une agitation vertigineuse. Je dois me tourner vers les œuvres qui ne m'obligent à aucun effort. Je dois privilégier les *tempi* lents, les spectres sonores restreints, la musique baroque interprétée par ceux qui ne la sortent pas de son intimité. Purcell, Couperin, certains lieder de Mahler, la marche funèbre de la 3ème de Beethoven, le prélude de Parsifal ou la guitare de Joe Diorio qui me parle avec une grande égalité de ton. L'égalité de ton, voilà ce qui manque trop souvent à la musique. L'égalité de ton et la lenteur. Elles seules arrêtent l'épuisante marche du temps.

13 mars : **11 heures**. M. ne parvient pas à s'enlever de la tête que la contamination est une punition. Le garçon qui lui a transmis la rage des chevaux à 17 ans était toxicomane. De sa vie d'adulte, M. n'a connu que le virus. M se cache la tête dans l'oreiller. « Le virus m'a tout pris. »

P. habite un appartement à l'autre bout de la ville. Je me rends chez lui une fois par semaine pour travailler sa musique. Nous avons deux dates en Bretagne. Avec son rire inimitable, P. continue de se moquer de la vie : « Après l'averse, l'odeur est là. »

14 mars. Sur les forums de la communauté, des relations se nouent. On juge une personne digne d'être rencontrée sur un mot, une expression, une phrase, un témoignage. Une sociologie se dessine, qui remet les gens dans des cases. Des personnalités se détachent. D'autres se confondent avec les ragots qui la définissent. On devine des rapprochements qu'on surveille ou qu'on jalouse. La rubrique des annonces figure en dernier sur la page d'accueil. Un compteur permet de prendre la mesure de sa fréquentation.

16 mars 2004. À Bastille. Rendez-vous avec ceux de la Dordogne. Je croise Deal devant les marches de l'opéra. Elle plonge son regard vert dans le mien. Paniqué, j'invente une course à faire. Elle hoche la tête et disparaît dans la foule. Un quart d'heure plus tard, les autres sont là. Coco, Jack, Cath, Franz ! On a réservé une table à l'Hippopotame. Deal est loin. L'hiver a tout changé. On a pris conscience de la finitude des choses. On a surmonté la honte de la contamination, mais on n'accepte toujours pas que la rencontre avec le virus se soit faite dans le plaisir de l'autre et encore moins d'être devenu ange de mort. On est assailli de questions. On est en quête infinie de sens.

Certains se sont approchés si près de la fin que leur entourage, à qui ils n'ont jamais pardonné, les avait condamnés. L'annonce de leur retour les a cueillis au milieu du fleuve. Il leur a fallu un temps infini pour rassembler leurs esprits et revenir vers la rive des vivants. Ils se révèlent incapables de fixer les choses. Habités par un désir obscur et irréalisable, ils se touchent, s'embrassent, s'aiment et se quittent avec la même facilité et la même douleur que les adolescents. Ils empruntent des chemins de traverse et flottent comme si le fond avait disparu. Je lis dans leurs yeux que je suis des leurs, que je n'ai d'autre choix que d'accepter leur fratrie. Au sein de la communauté, l'autre est toujours celui qui vous tend le miroir.

Après le dessert on traîne. On cherche un bar. On prend un dernier verre. On laisse filer la parole. On dit la couleur du vin. On porte des toasts à la vie. On se sent uniques et à la marge. On parle fort et on rit. On chanterait si on ne craignait d'y perdre son courage. Trop tôt, il se fait tard. On quitte le dernier bar. À nouveau, on est à la rue. L'air est glacial. On erre encore un peu, mais il faut se séparer. Crix pleure, suivi par Nef, Cath, Frantz. On se jette dans les bras les uns des autres. Deal vient vers moi, me serre contre elle. Le temps de sentir sa petite corpulence et sa mystérieuse aura, elle disparaît. Mon âme ! J'aurais aimé la garder contre moi. Bientôt, tous sont submergés, cherchant des corps, des torses, des bras, des mains, s'accrochant à eux et retardant le moment de les lâcher. C'est comme une grappe chaude et mouvante qui s'étire, s'enroule autour d'elle-même et ne veut plus se défaire tant les éléments qui la constituent craignent de se perdre dans le froid et la nuit. On se touche encore. On capte un dernier regard. On s'accroche. On dit je t'aime. On ne craint plus le ridicule.

Je traverse la Beauce plate à cent vingt à l'heure. L'œil blanc des phares me brûle le cerveau. J'appuie sur l'accélérateur. Hors de la ville, la radio ne capte que de la merde. À trois heures du matin, je passe devant la maison éteinte de la rue des Moulins.

28 mars. Cabinet du Dr Fréquent. 19 heures. « Le corps des femmes touchées par le virus n'est pas fait pour l'amour, docteur. Le ventre gonfle, mais pas de cette belle rondeur des femmes enceintes, non, il gonfle en tonneau, des seins jusqu'au sexe qui, lui, devient une excroissance entre des cuisses trop maigres. Les graisses s'accumulent sur les épaules. La poitrine double de volume. Les jambes sont sèches comme celles des marathoniens. Les fesses fondent. Comment vivre une histoire de fesses avec une femme sans fesses ?

- Et une histoire d'amour ? » Le docteur Fréquent me dévisage d'un air faussement étonné. Fréquent ne rencontre pas d'inconnues après avoir échangé trois mots au téléphone. Il ne dépose pas d'annonces dans des journaux destinés aux seules personnes porteuses du virus de la rage des chevaux. Son cercle intime est composé de sa femme, de ses enfants et de ses amis proches. Ses patients, auxquels il s'intéresse de manière mi-sociologique, mi-compassionnelle, se situent sur le cercle plus large des personnes qu'il côtoie pour raisons professionnelles. S'il advenait qu'une patiente quitte l'orbite large de ses relations professionnelles pour entrer dans le cercle plus intime, cela se ferait sans artifice. Ce qui arriverait ne serait que le résultat des forces invisibles et naturelles qui font et défont depuis toujours les relations entre les êtres. Toutes les présences placées sur orbite autour de Fréquent, les liens plus ou moins lâches qui se nouent et se dénouent entre elles et lui, constituent un champ de possibles en constante évolution, le champ des possibles amours de Fréquent.

Fréquent est un humaniste. Il ne doute pas que les forces naturelles qui régissent les relations humaines soient des données anthropologiques universelles. Il tient pour acquis qu'elles offrent à chacun un champ de possibles similaire. Il ignore que mon cercle intime est vide. Il ne sait rien des forces qui ont repoussé des êtres désirés vers des orbites inaccessibles. Il ne sait rien des terrasses de café, rien des stations de métro, rien des places où une inconnue qu'on regarde faire les cent pas n'est pas celle qu'on attend. Il ne sait pas comment une femme positive attend un homme, comment elle craint son regard, anticipe son jugement et renonce avant qu'il ait prononcé un mot. Il ne sait rien du doute ni de la honte qu'elle a de son propre corps.

20 heures. Je rentre à pied en rasant les murs. Je n'ai pas besoin de la compassion d'un homme de médecine ni de ses vérités génériques. Ce qui s'est noué entre Elle et moi est né de la rencontre singulière de deux Éros blessés et de leurs désirs intacts.

À l'époque des nus, je l'observais du coin de l'œil. Ses dessins possédaient une âme qu'aucune faute ne pouvait ternir. Et quand Elle ouvrait les livres des maîtres italiens, dans une peinture dont elle seule saisissait le sens, Elle désignait au travers de corps que, par ignorance, je jugeais imparfaits, les représentations de la force, du pouvoir, du désir des hommes et de la beauté des femmes. Elle ne cachait pas son émotion. Elle poussait ses petits râles d'envie et éclatait de rire.

J'appelle intelligence du monde cette libre pénétration des choses, oublieuse des normes et des constructions qui a fait de notre rencontre l'objet unique qu'elle a été. J'appelle intelligence du monde son regard qui voit le beau dans le combat pour la vie et juge victorieux un visage émacié, un corps amaigri, mais vivant, un esprit tourmenté, mais ardent. J'appelle intelligence du monde le processus insoucieux par lequel Elle a rendu possible la relation entre nos corps tremblants, et nos raisons égarées. Je marche d'un pas pressé. Le ciel est sans lumière. Les rues sont désertes. Il est tard. Je pleure. Fréquent vient de me rappeler l'unicité de notre rapport et l'immensité de la perte.

3 avril 2004. **Nuit.** L'offrande musicale est sortie à son tour du domaine accessible de la musique. Ricercar, Do-mi bémol-sol-la bémol-si bécarre- sol-fa dièse… chute chromatique, cadence et développement, imitations, modulations, polyphonie plus ou moins serrée, transformations mélodiques, accélérations rythmiques, phrases courtes, dialogues, ornements, mordants, appogiatures, trilles. L'invention est vertigineuse, violente et délicate, simple et géniale.

Tout à coup, la vague est là. Inquiétude du corps, Intranquillité de l'esprit. Tout ce qui l'instant d'avant était délice devient supplice. La sonorité du clavecin, la multitude des attaques des sautereaux sur les fines cordes de l'instrument, la violence de leurs pincements, les petits déclics du relâchement se transforment en coups de lames et les courtes phrases musicales, enchevêtrées, lacées comme des nerfs, s'entrechoquent en me mettant à vif. Mes mains tremblent. Mes mâchoires se serrent. Mes dents vont se briser en morceaux. Il faut vraiment être malade pour aimer une personne malade.

Les souvenirs sont comme des serpents

6 avril 2004. Les souvenirs sont comme des serpents. Ils se déplacent en rampant et se dressent pour mordre au moment où on s'y attend le moins.

Il y a moins d'un an, les troupes américaines entraient dans Bagdad. La guerre était partout, née du droit que s'octroient les plus forts à piétiner le reste du monde. Elle avait fait son chemin dans la tête des dirigeants et dans le désert de la pensée de leurs électeurs. Elle débordait des écrans, entrait dans notre vie, étalait sa propagande médiatique, ses armes de destruction massive, et se déversait chez nous avec le rituel des déclarations belliqueuses. Les morts gisaient au sol, dans le désert, à quelques centimètres du tapis du salon. Les experts qui s'étaient succédé sur les écrans avaient laissé l'espoir d'une résistance acharnée dans la ville de Bagdad et des combats de rue sanglants qui auraient rendu la guerre impopulaire. Bien sûr, personne n'avait employé le terme d'espoir, car, si on ne voulait pas d'une victoire facile des Américains, il était difficile, publiquement, de ne pas la souhaiter, rapide et totale. Finalement, tout s'était passé très vite. Les troupes alliées n'avaient été retenues que par une tempête de sable dans le désert irakien. Elles avaient balayé les forces ennemies. Il y avait peu de morts dans leurs rangs. Quant aux morts irakiens, on avait oublié de les compter. L'incident le plus regrettable avait été un obus tiré sur l'hôtel Palestine occupé par les journalistes occidentaux, réduisant en charpie un photographe de presse dont l'appareil photo avait été pris pour une arme. Le monde opposé à la guerre s'était finalement incliné avec amertume devant la suprématie alliée.

J'avais suivi la prise de Bagdad d'Allemagne où je séjournais avec les élèves germanistes. Je logeais chez Ingrid qui s'occupait de tout pendant que je regardais les images de la statue de Saddam Hussein tomber devant les caméras du monde entier. Quelques Irakiens avaient dansé autour du colosse déchu et martelé de leurs savates le portrait de leur ancien chef d'État. Voilà qui était pittoresque et rendait sympathiques les vaincus misérables.

À mon retour, nous avons tenté de reprendre le cours de notre vie, mais chacun de nos actes, chacune de nos paroles ne faisait que nourrir notre ressentiment. Elle se situait dans l'axe du Bien, le camp de la guerre. J'étais dans l'axe du Mal. Nous vivions l'un à côté de l'autre. Un soir, son frère a appelé. Sa mère venait de faire une méchante chute. Elle devait se rendre à son chevet.

C'était un mardi. Il y avait bœuf jazz au Cats. Nous étions à bout. J'ai pris ma guitare, je suis sorti. À deux heures du matin, quand je suis rentré, Elle dormait ou faisait semblant de dormir. Je me suis glissé contre Elle. Le matin, à la table du petit déjeuner, j'ai annoncé mon intention de passer voir un ami, Franck, qui avait été agressé chez lui. Un éclair de haine est passé dans ses yeux.

« Tu sais que je pars pour Roanne ? »

Bien sûr, je le savais, mais je n'avais ni l'envie ni la force de lui venir en aide. Je n'ai rien répondu. Elle a murmuré :

« Pauvre type ! ».

J'ai fait semblant de ne rien entendre. Je suis sorti de la cuisine.

Franck était dans un sale état. Ses deux mains étaient immobilisées, l'une par une attelle, l'autre par un simple bandage. Il était surexcité, mangeait la moitié de ses mots en décrivant son agression deux jours auparavant avec de grands mouvements chorégraphiques, glissant sur le sol comme un Fred Astaire de foire. J'ai cru qu'il allait se casser le poignet une seconde fois lorsque sa main a heurté le mur avec un bruit affreux, mais Franck n'a même pas remarqué le choc. Il était passé dans un monde de vengeance et de fuite en avant. Sa voix partait dans l'aigu avec des répliques de cinéma. Il devenait effrayant.

Tout à coup, j'ai compris que nous étions comme Franck, incapables d'arrêter le cycle infernal de nos obsessions. J'ai compris que je la perdais, que je devais tout faire pour sauver l'unicité de ce qui nous liait, quels que soient la forme et le nom que nous lui donnions. Sans laisser le temps de quoi que ce soit à Franck, je me suis levé, j'ai pris la porte et j'ai dévalé l'escalier de l'immeuble. J'ai sauté dans la voiture. J'ai foncé rue Joules. Je suis arrivé à 16 heures. La BMW n'était plus là.

Le mercredi soir, j'ai trouvé son message sur le répondeur : « C'est moi, je ne pense pas rentrer tout de suite. Maman est mourante. Je ne sais pas quand elle partira vraiment… demain ou après-demain. J'aurais aimé connaître les références du Magnificat. Je... »

La voix, assurée au début, s'est brisée à la fin du message qui s'est terminé par des sanglots étouffés et des mots que je ne comprenais pas. Dévasté, j'ai couru à l'étage et j'ai fouillé le bureau pour retrouver le numéro de notre unique portable qu'elle avait emporté. Numéro en main, je suis redescendu au rez-de-chaussée, mais le cœur m'a manqué encore. Il m'a fallu une bonne dizaine de minutes avant de pouvoir appuyer sur les touches. Comme d'habitude, Elle a fait une erreur de manipulation et ça avait raccroché au bout de deux secondes. En tremblant, j'ai recomposé le numéro. Elle a décroché à la deuxième sonnerie.

« C'est moi. J'étais sorti... C'est la fin ?

- Oui. Je ne rentre pas tout de suite. J'ai peur que maman meure au moment où j'aurais pris la décision de partir. »

Sa voix me retourne l'estomac.

« Que disais-tu dans ton message ?

- Je voulais connaître la référence du Magnificat pour la messe.

- Quel Magnificat ? Beaucoup de compositeurs ont écrit un Magnificat.

- Je ne sais pas lequel…

- Vivaldi ? Celui que j'ai dirigé était de Vivaldi.

- Oui, Vivaldi... »

L'idée me vient qu'un Magnificat n'est pas une œuvre écrite pour ce genre de circonstances. Peut-être l'ignore-t-elle. Peut-être que la douleur l'empêche de considérer cet aspect des choses. Peut-être veut-elle diffuser cette musique précisément parce que je l'ai dirigée. Cette pensée creuse un autre sillon dans ma détermination. Roanne n'est qu'à trois heures de route.

Plié en deux au-dessus de la table basse. Au bout d'un moment, sa voix résonne à nouveau, plus faible. « Ma mère ne souffre pas. » Je comprends qu'Elle souffre. Des mots me viennent qui se pressent dans ma bouche, par vagues. Ce sont des mots simples qui accompagnent, qui effacent tout : « Je suis là, attends-moi. Je viens ». Ils brûlent ma langue et exercent leur pression odieuse. Un seul changerait tout, mais aucun ne passe la frontière de mes lèvres. J'ai si souvent tenté de me détacher d'elle.

La douleur forme une sphère qui grandit à chaque instant. Quand ce n'est plus supportable, l'un de nous raccroche. Il y a le bip du téléphone. C'est fini. Je pose le combiné. La radio diffuse le mouvement lent d'un quatuor de Fauré, d'une noirceur dont je ne pensais pas ce compositeur capable. Des images passent devant mes yeux. Je me revois dans ma voiture, une nuit d'hiver, sous les fenêtres d'une ferme que j'ai habitée. Je me vois au milieu de la forêt, tel un fauve dans un tableau du Douanier Rousseau. J'ai à peine le temps de saisir ces images qu'elles disparaissent.

Voyeur

27 avril. M. est enceinte de Greg. Elle perd le bébé au bout de trois semaines. Une femme m'attend à Fécamp pour jouer avec les canards. Une musicienne dans les Pyrénées estime, à la lecture de mes mails, que je suis digne de la rencontrer. Sur les forums, les sujets de discussion deviennent sensibles. Des prises de position cristallisent les tensions. Des mots dépassent des pensées. Des rancœurs se transforment en haine. Il y a des scissions, des clans, des insultes et des exclusions dont chacun ici connaît le prix. La communauté se révèle plus ordinaire qu'on l'avait imaginée… ou simplement humaine.

Le sourire de Fabiola apparaît sur l'écran. Souffrance et force. Ses lèvres forment des mots. « Put on your light on please, I can't see u ». J'allume la lumière dans le couloir. Fabiola, tape. « Do you want to see more, now ? » Je réponds que oui. Fabiola se lève, recule, se met de profil, en robe de chambre devant le lit. Ses mains disparaissent, tirent sur la ceinture du vêtement qui bâille légèrement. Lentement, elles remontent dans le champ, se saisissent des pans et font glisser la robe de chambre sur ses épaules en dévoilant leur pâle rondeur. Le vêtement tombe à ses pieds. Fabiola tend la poitrine. Avec des gestes encore plus lents, elle passe ses mains derrière son dos, dégrafe son soutien-gorge rouge. Ses mamelles tombent lourdement sur le haut de son ventre blanc. Immobile, Fabiola fixe la webcam.

J'attends qu'elle me demande de retirer ma chemise, mais au rapport nu égal elle préfère l'exhibition asymétrique. Je ne vois plus ses mains, je les devine croisées sur son sexe. Sa poitrine se soulève lentement. Elle sait exactement l'émotion de l'œil qui la détaille. Elle sait que rien ne lui échappe, y compris l'empreinte de la maladie sur son corps. Elle sait aussi qu'elle donne à celui qui la regarde l'occasion unique d'une reconnaissance. Elle tient la pose, me laisse le temps d'apprécier toutes ses rondeurs, puis, dans un timing parfait, elle se baisse, saisit sa robe de chambre, recouvre ses épaules, s'approche de la webcam. Plan serré sur le visage. Elle pose ses doigts sur le clavier. « Kiss me ! »

On devient spectateur du monde quand on cesse de comprendre ce que son œuvre dit de nous. On devient voyeur du monde quand son temps se désolidarise du nôtre, quand on agit en dépit de ses lois, quand on tient un livre dont le récit ne nous concerne plus. On devient voyeur du monde quand on ne participe plus à son aventure, quand le temps est révolu. On devient voyeur du monde une nuit de pleine lune, devant un paysage de neige, au sommet d'une montagne, dans un musée, au théâtre, à l'opéra ou devant un écran qui nous monte l'image fixe ou animée d'une femme qui a quitté l'Espagne ensoleillée pour la grisaille de Londres où, croyant trouver l'amour, elle a croisé le chemin du chien qui l'a mordue.

Et la vie coule dans l'instant

La photo de Fabiola sur la plage de Santander, je l'avais trouvée, comme abandonnée parmi d'autres, sur une page du net. Je voulais lui dire en trois mots l'impression qu'avait fait sur moi la beauté de son visage au milieu des lignes de fuite du rivage et mon admiration devant le saut vertigineux dans l'inconnu qu'elle avait accompli en livrant sa photo sans savoir qui allait se l'approprier ni comment. Je voulais lui dire que je la reconnaissais comme sœur dans la douleur et dans la révolte. Ça avait suffi pour qu'elle me voie comme une sorte de gourou qui allait la sortir de sa misère affective et sexuelle.

30 avril 2004. Quand M. est là, mon oreille redevient disponible à un plus large éventail de musique. M. aime le jazz, la chanson française et le rock, qu'elle écoute toujours à faible volume, comme une chose qui pourrait lui faire perdre la maîtrise d'elle-même si elle était trop puissante. M. veut garder le contrôle de tout ce qui entre en elle de quelque manière que ce soit.

L'annonce de la sérologie l'a cueillie la veille de ses vingt ans. De sa vie d'adulte, M. n'a rien connu d'autre que le virus. Elle n'a pas rompu avec le monde pour autant. M. déploie une énergie phénoménale pour faire en sorte que les choses s'inscrivent dans la plus grande conformité avec ce qu'elles auraient dû être si le virus n'avait pas anéanti ses espoirs de normalité sociale et son désir d'enfant. Elle mène une lutte sans fin contre les effets physiques et psychologiques du virus et des traitements. M. n'acceptera jamais de reconnaître une emprise de la pathologie et encore moins de pousser les portes d'une association.

Les convictions politiques, sociales et humanistes de M. constituent le socle solide de son être. M. est dans l'action, dans le déni si nécessaire. Rien ne doit mettre son équilibre en danger. C'est dans sa volonté farouche de ramener le vivre à l'ordinaire des choses que je reconnais la source de sa résilience et la grande manifestation de son courage.

Mes mains ont cette intelligence de découvrir de tout petits volumes que mon œil a négligé de voir. Des sous-fesses ! Je passe mes doigts sur ces tendres rondeurs. J'imagine des courants de sensations. Ses seins sont de jolis dômes fermes, mais, sous la langue, les tétons libèrent un goût amer. Les hommes aimeront le regard clair de M. Ils useront de son corps, mais tairont l'inexplicable amertume de ses seins. Un seul leur rendra le goût de l'amour. Je m'obstine à dire à M. que je ne suis pas cette personne. Elle me jette un regard furieux. « Tais-toi ! »

15 mai 2004. Je continue de recevoir de nombreux messages sur mon portable. L'une peint, l'autre m'envoie une photo d'elle au piano, une troisième, chanteuse de jazz qui vit en Suisse, a mis fin à sa carrière depuis l'annonce de la sérologie. À la terrasse d'un café parisien, une femme m'invite à poser ma main sur sa cheville. En Normandie, la femme au canard me sert un punch corsé. Elle me traîne au casino, me fait goûter la méthadone que je vomis une heure après. Son désir est comme le mien, tiède et incertain. La musicienne dans les Pyrénées me reçoit chez elle. Elle voudrait échapper au caractère destructeur de l'amour fusionnel dans lequel elle retombe avec chacun de ses amants. Elle ne sait pas encore qu'elle n'y parviendra pas. Nous nous contentons de communier par improvisation musicale, elle au chant et moi à l'orgue dans l'église du village. Je rentre avec une grande frustration physique et spirituelle.

C'est l'été. Il fait beau. Mon carnet d'adresses est plein de noms inutiles et de rencontres avortées. J'ai des crises de larmes irrépressibles. À deux jours de la retrouver à Londres, je mets fin au dialogue avec Fabiola et avec toutes les personnes qui m'écrivent ces derniers mois. La nuit, je longe le fleuve. Je prends la voiture et roule jusqu'à la rue des Moulins. Je reste des heures, stationné en bas de chez Elle. De son vivant, aimer ne sera plus possible.

23 juin 2004. On me propose la direction d'un ensemble vocal. Je ne sais pas pourquoi, je réserve ma réponse, puis je me précipite dans mes cartons pour exhumer les partitions que j'avais gardées.

29 juin 2004. Toute la vie s'est réfugiée ce matin dans cette petite chambre de 16 m^2 au fond de son appartement. Sa chambre au décor désuet avec un tissu satiné tendu au mur. Le parquet craque comme dans le vieil hôtel de Dijon. L'ancienne commode en bois, le chevet, le lit recouvert d'un édredon sous lequel on est ensevelis. Les grands arbres balancent leur ombre devant la fenêtre ; au matin, le soleil pénètre, filtré par le vert du feuillage. Vers 9 heures, Elle s'est levée en posant ses mains sur ses fesses. Il y eut ce plaisir unique et délicieux de surprendre sa cambrure, de sentir la vie couler dans l'instant, de retrouver son corps miraculeusement épargné par le mal et cette peau qui garde intacte toute la douceur de la jeunesse.

Troisième cahier

LA RAGE ET LA MORT

La rage

La rage des chevaux – nom qu'il m'arrive de donner au syndrome de l'immunodéficience humaine – n'est pas une maladie biologique d'origine virale qui entamerait les défenses immunitaires de l'Homme, affaiblirait progressivement l'organisme et le livrerait sans défense à n'importe quelle infection opportuniste. Elle ne l'est plus. Le virus responsable du mal qui se transmet par le sang et le sperme et qui organise son action selon les lois de la sélection naturelle, celles qui assurent la pérennité des espèces – de son espèce – a pris conscience de l'erreur d'une stratégie de mort qui le détruit également. Il a besoin de la survie de l'hôte pour assurer la sienne. C'est pourquoi il organise une cohabitation dans laquelle il s'octroie de larges pouvoirs, s'attribue les territoires de l'esprit où il peut exercer son œuvre dévastatrice tout en faisant mine de céder sur le terrain de la biologie. Le virus évalue sa puissance, non plus au baromètre de sa réplication dans l'organisme mesurée en millions de copies par millilitre de sang, ni à celui de la violence de l'agression contre les cellules qui assurent la protection contre les maladies opportunistes, mais au rang qu'il occupe au plus profond de la pensée humaine.

La rage des chevaux est un mal de l'identité, une forme d'aliénation comme le sont la névrose, la paranoïa, l'hystérie, la psychose ou la schizophrénie. La rage des chevaux emprunte à chacune de ces pathologies, mais n'est aucune d'entre d'elles. Elle est une pathologie d'une espèce inconnue qui atteint le moi propre par des procédés de déconstruction complexes. Parmi les symptômes, on reconnaît tout à la fois la fébrilité, la panique, le désordre de la pensée, l'obsession, l'incohérence des réactions ou leur démesure, l'incohérence de l'action ou son absence. La rage des chevaux soustrait l'individu au temps de l'autre, au temps du monde, et l'enferme dans son temps propre, un temps accidenté, désorienté, auquel aucune perspective ne vient donner l'illusion de la durée.

12 octobre 2004. La figure de Zohra m'est apparue cette nuit comme dans un songe. Zohra se tenait assise dans la pièce, la tête penchée sur un théorbe. Son visage pâle était ceint d'or. Elle jouait avec maniérisme, douceur et sensualité. Ses doigts démesurément longs, faits pour la musique malgré leur manque de force, couraient légèrement sur le manche de l'instrument. Son chant, mêlé à la sonorité ronde et chaleureuse du théorbe, produisait une musique dont je ne pouvais m'empêcher de penser qu'elle était d'une vérité absolue. Dans un geste vague, j'ai voulu poser ma main sur son visage, comme le ferait un manant sur l'icône de la Vierge en ouvrant son corps au transport mystique qui, j'en jurerais, ressemble en tous points au transport sexuel. J'ai tendu la main vers ses contours inaccessibles, son cou, ses lèvres, dans l'espoir de sortir de je ne sais quelle nuit. D'un seul coup, son image s'est évanouie.

Zohra est la seule personne à qui j'ai accepté de donner des cours de guitare. J'avais accédé à sa demande parce que son visage était lunaire, que sa peau était blanche, que son maintien avait quelque chose de raide et que la raideur, au contraire de la desservir, lui donnait de l'allure. J'avais envie de la tenir dans mes bras.

Quand Zohra a sonné à ma porte le premier jour, je l'ai fait entrer et l'ai installée sur un tabouret au milieu du salon. Je me suis assis en face d'elle. Je lui ai demandé d'écarter légèrement les cuisses et j'ai positionné l'instrument. Je lui ai montré le premier accord. Zohra avait penché la tête. Ses longs cheveux noirs sont tombés sur la table d'harmonie. Elle a posé ses doigts si fragiles sur les cases. Elle a égrené les notes une à une. Au lieu de la sonorité ronde et délicate attendue, Zohra n'a produit qu'une série d'étouffements secs. Ses doigts manquaient de force et pliaient aux articulations. Les cordes de nylon glissaient sous la pulpe, cisaillaient sa peau, et je ressentais une vive douleur. J'avais repris ses doigts que le sang avait quittés et les avais repositionnés un à un en petits marteaux sur le manche. Elle a poussé de toutes ses forces en écrasant les cordes au fond de leurs cases. L'arpège s'est mis à sonner pleinement. Zohra a levé la tête, a souri, et j'ai compris la nature du rapport qui s'est un jour établi entre Clara Wieck, Margherita Barezzi et leurs professeurs, Schumann et Verdi.

À midi, nous sommes allés au café Leffe. Nous avons commandé des moules et une bière. Je l'ai écoutée parler de ses échecs sentimentaux comme si la solution pouvait venir de moi. Je regardais ses lèvres. Je pensais au virus dont je ne peux débarrasser mon corps.

Zohra est venue toutes les semaines sans exception jusqu'à mon départ de Colmar. Je ne lui ai appris qu'une simple mélodie inventée pour elle. Après quelques semaines, elle ne touchait plus la guitare. Je la faisais monter au coup de sonnette. Je l'embrassais, saisissais mon manteau et nous quittions l'appartement. Aucun dieu ne veillait sur son innocence. Il me suffisait qu'elle soit là ; et s'interroger.

Un mur se construit chaque fois qu'une relation meurt avant d'avoir existé. Un mur de verre qui n'empêche pas de voir le monde, de le désirer, mais qui interdit qu'on le touche. Le virus est un point minuscule tant que personne ne pénètre l'espace intime de l'hôte, mais qu'une femme approche, que son corps se meuve, que ses doigts se posent sur la touche d'une guitare, que ses lèvres chantent, articule des mots, et voilà que le virus occupe la pensée entière, effaçant tout mouvement autre que celui qu'il produit lui-même. Le virus est le gardien du grand espace vide. Il ne tue pas le désir, il ne l'empêche pas de naître. Il le laisse éclore et le transforme instantanément en regret.

Il y a eu cette nuit radieuse chez Réga à la fin du mois de juin. Une nuit chaude de retrouvailles, une nuit d'instinct, une nuit de demi-sommeil peuplé de rêves, entrecoupée de veilles humides. Une belle nuit sans retour comme un vol dans un ciel sans nuages.

En juillet, nous sommes allés au Puy-en-Velay. Réga est restée une heure devant la Vierge noire au milieu de la cathédrale. La dernière nuit, à l'hôtel, je me suis aperçu que son odeur intime avait changé. L'odeur de sa nuque, l'odeur de sa peau, de ses cheveux, l'odeur de son sexe qui me rendait fou avait disparu. Le lendemain, je l'ai laissée devant la grille de sa maison. Elle m'a dit à bientôt comme on dit à dans dix ans ou à jamais.

En août, j'ai revu M. à Paris. Quand sa silhouette est apparue, à la sortie de la station de métro, j'ai été frappé par son allure et son courage. Le semblant s'est fissuré.

La rage des chevaux n'est pas une maladie biologique. Elle est une aliénation. Le virus responsable du mal est une entité redoutable qui agit en profondeur. Il connaît sa cible qu'il amène lentement au déséquilibre en poursuivant une stratégie de déconstruction, mais son action ne serait rien sans les anciennes blessures, les failles du moi, les chocs traumatiques de l'enfance. Le virus se glisse obstinément dans les interstices et les zones d'ombre de l'être. Il y fait son nid, agrandit sa zone d'influence, colonise la pensée et se saisit de tous les mouvements intérieurs pour y jeter le trouble et imposer son ordre à lui : le désordre. Le virus de la rage des chevaux est responsable d'un mal dont on peine à reconnaître les symptômes tant ils sont liés à l'histoire personnelle et à l'intime. Le temps est son allié, comme le sont l'innocence et la naïveté de la victime qui pensent encore gagner la bataille contre un ennemi biologique quand elle a perdu sur le terrain du psychisme.

En septembre, la situation est devenue incontrôlable. À Créteil un jour, à Orléans le lendemain. Sur les bords de Loire, je tenais la main de Réga. Je pensais à M. Je marchais à côté de M. dans les rues de Paris. C'était Réga qui occupait mon esprit et la perte. Je couchais avec l'une le samedi et avec l'autre le dimanche. Je faisais des promesses que je savais ne pas pouvoir tenir. La nuit, je faisais des cauchemars. Je recalculais mon emploi du temps, j'inventais des excuses. Je mentais. J'étais dans une panique permanente. M. et Réga ne devaient jamais se croiser. Je décrochais le téléphone. C'était comme une chute interminable dans un puits sans fond. La collision était inévitable.

13 novembre 2004. Crue hivernale. La Loire est gonflée. Les rives ont disparu sous l'eau. Les eaux froides charrient toutes sortes de végétaux, d'herbes, d'amas de branchages, de troncs et d'objets volés aux rives. Le fleuve semble vouloir s'ouvrir au milieu comme le ventre d'un supplicié. La couleur des boues n'a plus rien à voir avec la douceur de jade de l'été. On voit de gros bouillons chargés de terres rouges comme des entrailles et de grands remous désordonnés. Des vagues d'océan viennent battre les bords avec impatience. Tout ça vient du fond ravagé et anxieux.

8 décembre 2004. Le virus est un secret qui rend les autres secrets impossibles À vingt ans, je ne rencontrais aucune difficulté à vivre le mensonge, les trahisons de la pensée amoureuse et du fantasme sexuel. Maintenant, il faut sans cesse que je me livre en entier, dans cette obsession maladive du dire de soi qui fait dire à mon ami P. que derrière mon sourire se cache la perfection de l'impersonnalité. Dans le grand retour aux forces de la vie, je dois retrouver cette capacité à n'exposer que ce qui se vend.

Et pourtant, je comprends les hommes et les femmes qui portent sur eux le signe de leur appartenance. Je comprends les anneaux, les piercings, les coupes de cheveux, les crêtes et les skins. Je comprends les signes idéologique, noirs gothiques, T-shirts, keffiehs, signes religieux, foulards, croix, kippas, turbans sikhs ; les signes de reconnaissance, boucles, anneaux, chaînes, les scarifications, les marques au fer comme sur le bétail. Je rêve d'une femme sur la peau de qui serait apposé à l'encre bleue le symbole du virus comme est apposée l'origine sur la viande de boucherie.

L'inévitable a eu lieu. Pas une explosion comme je le redoutais, mais des ruptures en cascade. M. a cru comprendre qu'elle avait été choisie pour le sacrifice. À 5 heures du matin, je me suis retrouvé dans le flot des bolides sur l'A86 avec l'idée de ne jamais la revoir. Réga a décidé de quitter la région pour l'Auvergne, où ses parents lui avaient laissé leur maison. La descente aux enfers n'a pour autant pas connu de fin. Après chaque rupture, l'un ou l'autre appelait au secours.

Noël 2004

Je récupère Réga chez elle. Nous projetons de passer la fin de l'année à Philba. Elle a préparé son sac que nous déposons chez moi. Puis nous allons acheter des huîtres, du foie gras, du champagne et des gâteaux. Nous passons le réveillon place du Châtelet. Nous faisons l'amour sans conviction. Au bout d'un moment, ses cuisses se serrent.

Philba. Dimanche 26 décembre. Nous sommes arrivés hier au milieu de l'après-midi. Le chauffage est tombé en panne dans la soirée. J'ai tenté, ce matin, de le remettre en route. Sans succès ! Dehors, c'est blanc. Il a neigé toute la nuit. Il fait froid, mais l'électricité fonctionne. Nous avons des vivres. Nous resterons ici la semaine. Au rez-de-chaussée, nous branchons l'unique radiateur électrique du salon. Nous allumons un feu dans la cheminée à foyer ouvert. Il y a du bois en quantité suffisante sous un appentis adossé à la maison. Les flocons tombent sans interruption. Les sons, même ceux à l'intérieur de la maison, sont feutrés. Nous sommes isolés du monde et des habitations voisines, éloignées d'une centaine de mètres à peine.

La pièce à vivre au rez-de-chaussée est grande. Il y a deux vieux fauteuils, une cheminée, une grande table de bois. La cloison qui séparait le séjour de la cuisine a été abattue. La lumière d'hiver est traversante. Les fenêtres à croisillons ne jointent plus très bien. Il y a un courant d'air. Le radiateur chauffe à fond. J'espère qu'il va tenir. Je sors chercher du bois toutes les trois heures et nous maintenons le feu allumé toute la journée. La douche au bout du couloir ne délivre que de l'eau froide. La chambre où nous dormons à l'étage n'est pas chauffée.

À 11 heures, nous sortons faire quelques pas dans la neige, mais sommes vite refoulés par le froid. Nous nous occupons à quelques tâches d'entretien, vérification de l'installation électrique, inspection des canalisations dans la cave. Le chauffage central semble définitivement hors service. Nous passons l'essentiel de l'après-midi devant la cheminée, à lire. De l'eau chauffe dans un broc. À 18 heures, Réga se lève et monte chercher un gant de toilette, du savon et une serviette. Elle verse l'eau chaude dans une bassine de fer émaillé. Un peu de cendre et de petits bouts de bois calcinés flottent à la surface. Réga se frotte le visage, le cou, sans ôter ses vêtements. Elle passe le gant de toilette sur son ventre, entre les seins, sous les bras en soulevant son pull. Elle baisse son pantalon en me disant de me tourner puisqu'elle sait que je n'en ferai rien. Elle passe le gant entre ses fesses. Elle prend sa serviette et se frotte vigoureusement, puis me tend le gant. À mon tour, je verse de l'eau chaude. Elle me regarde faire.

La radio parle d'une vague immense en Thaïlande. Nous découvrons le sens du mot « tsunami ». Réga monte se coucher tôt. Je reste près du feu avec mon livre et rejoins la chambre deux heures plus tard. Elle dort. Sa respiration est apaisée. Je me déshabille dans le noir, me glisse dans le lit sans la toucher et me réchauffe vite sous la montagne d'édredons et de couvertures. En bas, le feu meurt dans l'âtre. Le froid envahit la maison. Je ne ressens aucune peine.

Lundi matin, Réga se lève tôt, s'habille et descend. Je l'entends s'émerveiller devant le paysage enneigé. « Oh ! C'est beau ! » Elle pousse des petits cris et des rires excités qui me tirent du lit. Elle est déjà dehors. Je la rejoins dans la poudreuse. Le spectacle de la neige sous le soleil qui brille nous met dans un état d'immédiateté et de paix blanche. Nous restons un bon moment à courir dehors, sous un ciel bleu. Nous oublions le temps, le café et le petit déjeuner. Ce n'est pas la faim, mais le froid, au bout d'une demi-heure, qui nous refoule vers la maison.

Nous ne ressortons qu'au début de l'après-midi, juste pour quelques pas. La nuit tombe tôt. À 16 heures, nous nous replions devant la cheminée avec nos livres jusqu'à l'heure de la toilette. Elle passe son gant sur son ventre, sous ses aisselles, sur ses fesses, entre ses cuisses. Elle ne songe plus à me demander de me tourner. J'attends qu'elle ait fini pour rajouter de l'eau chaude dans la bassine.

Mercredi matin. Je l'entends pousser ses petits cris d'excitation et ses Ohhh d'émerveillement. La neige est encore tombée. Pourrait-elle recouvrir le pays pendant cent jours encore et nous laisser seuls tous les deux dans ce désert blanc ? Nous préparons un morceau de pain, du fromage, des pommes et de l'eau. Nos pas s'enfoncent dans la poudreuse. Nous franchissons la route et le grand champ en face. Nous prenons le sentier que traversent des empreintes de biches et qui s'enfonce dans la forêt. Les sapins sont couverts de neige. Les branches pendent comme des bras en blancs manteaux. Images d'enfance, poésies d'école primaire, livres illustrés. Les feuillus sont nus. La neige s'est posée sur les branches, les tiges, les ramures. Elle tient en équilibre, immobile sous un ciel bleu, infiniment pur. Tout est désert, immaculé. Nos pas sont sans bruit. Nos mouvements ne déplacent rien. Notre présence ne trouble aucune paix. Nous sommes seuls. Seuls dans le froid. Seule Réga, seul moi. Seule l'éternité.

Vendredi 31, midi. Elle redescend du grenier avec deux vestes de laine qui appartenaient à ses parents et des raquettes de neige en bois qui datent du début du siècle.

« Mes parents possédaient un bois vers Le Thuel. J'aimerais aller voir après le déjeuner, tu veux bien ? » J'accepte à condition de laisser les raquettes au grenier et d'aller à pied.

Dehors, c'est un désert blanc. La luminosité et le froid nous saisissent. Nous nous éloignons des trois maisons qui forment le hameau et quittons rapidement la route. Nous nous engageons sur un chemin qui se réduit rapidement en un sentier étroit. La neige crisse sous nos pas. De petits morceaux de glace fondue se glissent entre le cuir des chaussures et nos chaussettes. Nous arrivons à la forêt. La couche de neige s'épaissit encore. Nous avançons avec peine en nous enfonçant dans la poudreuse jusqu'aux genoux. Souffle rauque. Furieux battements de cœur dans un silence figé. De la buée sort de nos bouches. Nous faisons cinq cents mètres. Je suis en nage. Le sentier vire à gauche, s'enfonce profondément dans le bois et descend vers un fond de vallée aveugle, de plus en plus raide et étroit. La température continue de baisser, la luminosité aussi. Nous arrivons au fond de la vallée en forme de cul-de-sac sans jamais trouver le bois qu'elle cherche. Elle se tourne vers moi, hausse les épaules en signe d'impuissance et lève le nez au ciel. Le jour décline. Il faut remonter sans tarder. Elle désigne la pente.

« Par-là, on va couper par la forêt. »

Nous quittons le sentier. C'est une erreur. La pente est trop raide. Nous nous enfonçons dans une neige inégale avec des pas irréguliers. L'ascension est pénible. Des troncs abattus jonchent le sol, que nous enjambons avec difficulté. Réga est à bout de force. Chaque pas lui arrache de bruyants ahannements d'effort. Elle ne se plaint pas, mais s'arrête fréquemment pour reprendre son souffle. Nous ne progressons presque plus. Il est 4 heures de l'après-midi. Bientôt, nous n'y verrons plus rien.

Nous ne sommes pas équipés pour résister à une nuit dans la neige. Le froid n'a aucun mal à traverser la fibre des vêtements. Déjà, je sens ma sueur se mêler à la vieille laine de ma veste et se refroidir au contact de l'air gelé. La chaleur déserte mon corps. Le froid nous envahit.

Nous avons oublié que nous devions mourir. Nous avons oublié que notre mort était programmée, qu'elle devait arriver de façon certaine après la lente dégringolade de nos défenses immunitaires. Nous en connaissions les formes : infection, toxoplasmose cérébrale, tuberculose, cancer broncho-pulmonaire, cryptococcose, candidose, lymphome, carcinome, Kaposi ou CMV. Nous nous y étions même préparés, mais la mort a préféré attendre et remettre son œuvre à plus tard. Nous avons commencé à l'oublier, puis nous avons oublié le sens du mot survivant.

La science qui nous a ramenés à la vie ne nous a pas rendus au monde. Devenus vecteurs de la maladie, nous étions condamnés à vivre détachés de lui, tous liens avec l'humanité tranchés au scalpel. Nous savions qu'il en serait ainsi tant que le virus circulerait librement dans nos fluides intimes, menaçant toute personne que nous aurions été tentés d'aimer. Lavés de l'avant avec nos corps insatisfaits et nos esprits malades, nous avions oublié que notre rencontre était plus qu'une seconde chance, qu'elle était une seconde adolescence, une renaissance. Nous avions oublié qu'elle était un miracle qui avait inversé le cours des choses.

Nous avançons péniblement dans un désert blanc. Nous marchons sans visibilité. J'ai pris le refus d'une femme d'accorder crédit au mot « amour » pour une absence d'amour. J'ai pris son cœur difficile pour une disposition ennemie du sentiment et j'ai collectionné les indices qui montraient le déni dans lequel je la croyais être. J'étais tellement sûr de moi, tellement sûr de la solidité de mon esprit, de la grandeur de mes sentiments. Je voulais entendre le mot amour dans sa bouche comme quelqu'un qui veut forcer l'autre, alors que j'avais par-dessus tout aimé son aptitude à le faire vivre en le taisant et sa manière de tout prendre et de tout donner dans l'assaut, sans mot et sans mensonge.

Mon esprit n'était pas assez grand. Je l'ai quittée avec la certitude d'être dans le vrai. Je me souviens de ses dernières colères. Je me souviens du rictus de souffrance qui tordait son visage inondé de larmes quand je lui ai annoncé mon intention de partir. Je me souviens de ses pleurs, de la bave au coin de ses lèvres pendantes. Une image de laideur qui fait mal. Je me souviens de sa douleur. Je n'ai pas compris de quoi ils témoignaient. Je n'ai rien compris. Nous grimpons dans la neige. Nous grimpons dans le froid. J'ouvre le chemin dans le bois. Je la tiens par le bras. Je la pousse ou la tire à hue et à dia. Je l'aide à franchir les accidents de terrain, les troncs qui barrent le chemin. Parfois, nous nous affaissons tous les deux. Nous roulons dans la neige avec des râles de sangliers blessés. Nous nous relevons, hébétés. Je la saisis par la manche de son manteau. Je la tire, la pousse, la porte à bout de bras. On pourrait croire que je la bats. Je suis en nage. Je suis en rage. Je ne sais plus contre qui diriger ma colère.

Enfin, la pente s'adoucit et nous finissons par sortir, épuisés, de la forêt. Un vent glacial balaie le plateau et gifle nos visages. Nous passons des barbelés. En face, c'est un mur de brouillard et de neige. Un champ gris-blanc sans horizon. La visibilité est nulle. Réga hésite. Elle montre une direction. Nous avançons à l'aveugle d'un pas de plus en plus lourd et de la neige jusqu'aux genoux. Nous passons des sillons profonds, un barbelé, puis un autre encore, et finissons par tomber, je ne sais comment, sur une route. Il fait nuit.

Tard dans la soirée, après une soupe prise en silence, nous reprenons le rituel de la toilette. Soudain, Elle soulève son pull, tend son buste. Nous faisons l'amour debout et rapidement.

1er janvier 2005. Retour d'Auvergne, fonte des glaces. Station d'autoroute. Bruit. Neige sale. Gadoue, sel, boue, cafétéria, cris d'enfants et hurlement de fatigue. Nous prenons un café. Réga sourit tristement. C'est fini le silence, fini les étendues blanches. Nous sommes deux à qui il manque trop pour aimer.

3 février 2005. Aucune nouvelle d'elle depuis un mois. Des ouvriers ont entrepris le ravalement de la façade de l'immeuble. Ils ont fermé les fenêtres et les volets de l'appartement. Ils ont emballé les huisseries dans une bâche en plastique et scotché le tout. Je vis dans le noir. À 9 heures, ils attaquent les murs au marteau-piqueur.

J'ai mis Madame Butterfly, volume à fond. La voisine reçoit son amant. Ces cris de plaisir se mêlent aux grincements de son lit, aux vibrations des marteaux-piqueurs et à la musique. La très jeune geisha, Cio Cio San, attend son mari Pinkerton qui trouve merveilleux ce pays où l'on achète aussi facilement une fille pour rien. Lorsque Pinkerton revient après trois ans d'absence, il exige de Cio Cio San qu'elle lui rende l'enfant né de leur unique nuit d'amour. Incapable de supporter la réalité, elle se donne la mort. Les cuisses écartées, les cris de ma voisine se font plus aigus à chaque poussée de son amant, et ne font plus qu'un avec le chant de douleur de Cio Cio San. Je me réfugie sous la douche, fais couler l'eau. Prisonnier d'une cage dont les parois sont les membranes gigantesques d'un haut-parleur, en quatre dimensions. 130 décibels de vibrations, de chant et de jouissance m'entourent et font de l'amour une agonie.

De Réga, je sais qu'elle donne du sens aux paysages de montagne et aux paysages de Loire. Elle est ma nature profonde. Elle est mon pays.

30 mars 2005. Je retrouve Réga aujourd'hui. Nous longeons les rives de la Loire. Le fleuve se vide de son surplus. Les branches traînent dans l'eau. Nous pensons encore nous apaiser au contact de l'autre, mais une parole blessante lui échappe. C'en est trop. Je veux fuir par le premier sentier à droite. Elle réalise, pousse un cri qui signifie « Non ! non, ce n'est pas ça que je veux ». Soudain, Elle fait une chose qu'elle n'a jamais fait depuis deux ans que nous sommes séparés et peut-être même depuis que nous nous connaissons. Elle ouvre ses bras avec un petit gémissement, vient chercher les miens, met sa tête sur mon épaule et laisse échapper une longue plainte, venue du fond de sa souffrance. Je sens sa respiration, sa vie, son corps et sa chaleur contre moi et reçois sans savoir y répondre cette note longuement tenue, comme la dernière confession d'un amour enfin avoué. Tout mon être se remplit de cet aveu, mais je reste figé, bras ouverts sur le vide, renversé par la plainte qui fait vibrer l'air tiède jusqu'à ce qu'elle s'épuise et s'éteigne.

La mort blanche

L'organisme de P. n'a pas résisté. Son décès est survenu en août 2018. P. avait quitté l'ensemble vocal deux ans auparavant. J'avais cessé de travailler avec lui. De temps en temps, je recevais une maquette de chanson. En mars, je l'ai appelé pour lui proposer un concert. Sa voix était pâteuse. « J'ai eu des soucis de santé. J'ai chopé un sale truc à l'hôpital, une infection nosocomiale. Ça a commencé par une paralysie faciale, puis j'ai perdu l'usage de mes jambes. » P. s'était plus ou moins remis depuis, mais souffrait encore cruellement de tout son côté droit. Il a ajouté « Je ne bois plus. Je ne me shoote plus. J'ai pris 20kg ».

L'idée d'un concert l'avait séduit. Il allait se remettre à la guitare, bosser et peut-être même écrire de nouvelles chansons. Finalement, P. n'a jamais retravaillé son instrument ni rien entrepris pour le concert que je lui avais proposé. P. est mort à la fin du mois d'août. Cancer du poumon. J'écoute ses chansons. J'en fais un arrangement pour chœur. Le savoir mort est difficile.

Philba, 27 décembre 2018. Elle ferme le robinet du gaz, va chercher son manteau de laine dans le couloir et sort. Une bise noire lui caresse le visage. Elle descend les trois marches du perron. Une main dans son dos la pousse vers le fond du jardin. Le plateau est blanc. Les reflets de la lumière sur la neige blessent l'œil. Des larmes coulent sur ses joues.

Hier soir, Elle est passée voir Catherine. Elle avait préparé un petit papier avec mon numéro de téléphone. « C'est pour demain ». Tout ce que Catherine avait à faire, c'était d'appeler et de laisser le message. Elle n'a aucun regret.

À l'étage, les chambres sont rangées. La salle de bain est propre. Le feu meurt dans la cheminée. Elle n'a rien oublié.

Elle a décidé, contourne la bâtisse, pousse le portail, prend la route, passe devant la maison de Colette, croit voir une ombre derrière la fenêtre. La main prend sa tête, lui fait détourner le regard, courber le dos et la guide vers le bois comme si elle avait peur d'un moment de faiblesse. La main la pousse dans le sentier qui descend vers le Thuel. Aux premiers arbres. Personne ne l'arrêtera plus. Ses vieilles pataugas prennent l'eau. Elle tremble, se sent plus libre que jamais. Elle avance toujours dans la neige, la tête dans les nuages qui défilent. Elle n'a jamais vraiment réussi à identifier le bout de terrain au Thuel que lui ont laissé ses parents. Elle s'en fiche maintenant. Elle met un pied devant l'autre, et encore, et ainsi de suite. Elle se sent plus libre que jamais. Quelqu'un a mis de la musique comme la bande-son d'un film. Elle fredonne le thème avec les violons. Sa voix tremblote doucement au milieu de la forêt.

Le paysage défile. La lumière change. Elle ne sait pas depuis combien de temps elle marche. Ne sait plus l'heure. Ne sait plus d'où vient le vent. N'a plus envie de chanter. Ses chaussures et ses chaussettes sont trempées. Le froid, comme une morsure, l'a saisie par les pieds, est remonté par les jambes, sous son pantalon, a traversé son pull, son T-shirt. Il lui mord le ventre, les seins. Elle aimerait lui échapper, mais ne le peut plus. De toute façon, Elle le ressent à peine et ne ressent plus la douleur. Elle n'est plus qu'une feuille morte à sa branche. Des tremblements se sont emparés de son corps. Elle claque des dents. Sa respiration s'est accélérée. Son cœur bat trop vite. Son souffle est rauque. Elle ne reconnaît plus les lieux. La neige a tout recouvert. Le monde est bleu de froid. Le silence est total. La main désigne à gauche. Elle la suit, prend par le bois, ne voit pas une souche, trébuche, tombe lourdement sur le sol verglacé, s'étourdit, reprend conscience. Rien de cassé, mais la neige lui brûle la peau du visage. Elle essaie de reprendre son souffle. Les extrémités de son corps sont très loin à présent. Elle n'a plus la force de se redresser. Tourne sur elle-même, se retrouve sur le dos, comme un cafard, vulnérable et inconfortable face à un défilement de nuages dans un ciel sombre et changeant. Ce n'est pas comme ça qu'elle pensait mourir. Dans un ultime effort, Elle parvient à se remettre en chien de fusil. La neige sous sa joue est mouillée. Son œil au ras du sol fixe le paysage blanc et noir sans joie et sans couleur. Elle ne s'en étonne pas, est même éblouie par la beauté du spectacle. L'idée lui vient de le peindre. Elle sait d'instinct qu'elle n'en rendra le caractère qu'à l'encre de Chine. De petits points noirs parsèment le tableau. Un tronc en barre la perspective. Une ligne traverse le ciel. Quel angle fait-elle par rapport à l'horizon ? Il y a une pierre que la neige n'a pas recouverte en entier, et une bosse. Une petite bite molle et blanche. Elle a eu une si belle vie amoureuse. Il ne faudrait pas lui demander maintenant pour quelle raison ça a pu avoir autant d'importance. Ses épaules sont secouées d'un petit rire douloureux, presque rien. Elle ne sent plus son corps, mais ressent pour la première fois le sentiment d'infinité, a envie de pleurer. Ses yeux se ferment. « Mais non… Je n'ai pas terminé mon dessin ! » Elle mobilise toutes ses forces pour les rouvrir sur ce paysage dont Elle sait qu'il sera le dernier. Au milieu du brouhaha de voix qui se bousculent dans sa tête et dont Elle vient seulement de prendre conscience, Elle reconnaît distinctement celle d'une de ses maîtresses de la Légion. « Ne force pas. Ne tourne pas la tête. Ne dessine pas ce que tu sais voir. Dessine ce que tu vois. Il faut transcender la surface blanche. Il faut rendre le froid par le trait. » Elle répond de sa voix de petite fille : « Maîtresse ! C'est si gentil de votre part de venir me voir ».

La main saisit sa nuque. Elle croit tendre le bras. Ses membres ne lui obéissent plus. La voix disparaît. L'image devient trouble. « Maîtresse ! Maîtresse ! » Ses yeux saccadent. Son esprit tressaute. Elle n'a plus de corps. La lumière décline. Les détails s'estompent. Le tableau de neige s'efface, et avec lui la conscience.

PONT ROYAL

Il est 8 heures sur le pont Royal. Le soleil se lève à l'est. Le ciel est rouge. Une nappe de brouillard, comme un immense vaisseau, monte devant l'horizon. Au nord, dans l'ombre du matin, émergent le clocher d'une église et les deux tours de la cathédrale. Sous le pont disparaît l'aval du fleuve. Le courant file en douce. Les îles froides émergent à peine des brumes grises devant le ciel en feu. Le brouillard se perd en volutes indécises et fait un mur derrière lequel tout peut arriver. Au bout, la terre est plate. Le fleuve s'étale comme une mer. L'eau se répand et tombe dans le vide. Dans mon sang, circule en quantité infinitésimale le virus d'une maladie physique et mentale que j'appelle la rage des chevaux.

www.ingramcontent.com/pod-product-compliance
Lightning Source LLC
LaVergne TN
LVHW010944051026
849532LV00003B/1128